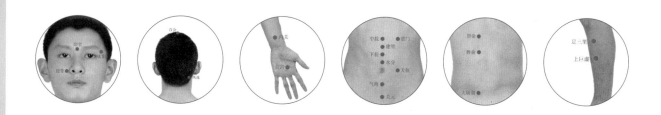

60 种常见病

自我疗法

主　编　贾红玲　张永臣

副主编　卢承顶　张　晶　甄灿灿

编　委（按姓氏笔画排序）

王　琦　汤　宇　张学成

张春晓　候志会　褚春梅

中国中药出版社

·北　京·

图书在版编目（CIP）数据

60 种常见病自我疗法 / 贾红玲，张永臣主编 . —北京：中国中医药出版社，2018.6
ISBN 978 - 7 - 5132 - 4631 - 6

Ⅰ . ① 6… Ⅱ . ①贾… ②张… Ⅲ . ①常见病—防治 Ⅳ . ① R4

中国版本图书馆 CIP 数据核字（2017）第 293500 号

中国中医药出版社出版
北京市朝阳区北三环东路 28 号易亨大厦 16 层
邮政编码 100013
传真 010-64405750
河北省武强县画业有限责任公司印刷
各地新华书店经销

开本 880×1230 1/16 印张 9 字数 231 千字
2018 年 6 月第 1 版 2018 年 6 月第 1 次印刷
书号 ISBN 978 - 7 - 5132 - 4631 - 6

定价 58.00 元
网址 www.cptcm.com

社 长 热 线 010-64405720
购 书 热 线 010-89535836
维 权 打 假 010-64405753

微信服务号 zgzyycbs
微商城网址 https://kdt.im/LIdUGr
官方微博 http://e.weibo.com/cptcm
天猫旗舰店网址 https://zgzyycbs.tmall.com

如有印装质量问题请与本社出版部联系（010-64405510）

编写说明

    中医学具有悠久的历史，并具有简、便、廉、验的特点，为中华人民的繁衍昌盛做出了巨大的贡献，也是医药卫生保健的重要组成部分，且已走出国门，迈向世界。在生活节奏、经济发展日益加快的社会背景下，人们的健康却受到了很大的冲击，不能及时到医院就医，或者不能在医院进行有效治疗，人们迫切需要简便、实用、易行的医疗保健方法。为此，我们选择了内科（12种）、骨伤科及外科（11种）、妇科（7种）、男科（6种）、儿科（7种）、皮肤科（5种）、五官科（8种）以及戒烟综合征、戒酒综合征、慢性疲劳综合征等60种常见病，编写了这本自我疗法的小册子，旨在从艾灸、拔罐、按摩、单方验方、外敷、药浴、食疗以及调理等方面加以简要介绍，使读者在了解中医基本知识如穴位、经络、药物的同时，能够在日常生活种学到并掌握、使用这些治疗和预防疾病的方法，以提高人们的健康水平和生活质量。

    本书的相关穴位均附有图片，方便读者查找、使用，语言通俗易懂、趣味性强，操作简便、实用性强，期望本书能够成为广大读者家庭自疗和保健的有益读物。由于我们编写水平有限，如有疏漏和错误之处，恳请广大者批评指正，提出意见和建议，以备进一步的修改订正。

山东中医药大学第二附属医院　　贾红玲

山东中医药大学针灸推拿学院　　张永臣

2017 年 9 月于济南

目 录

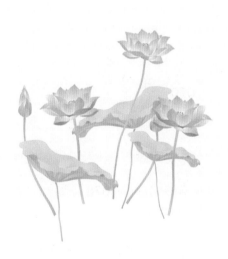

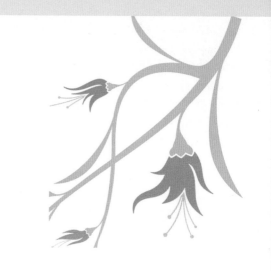

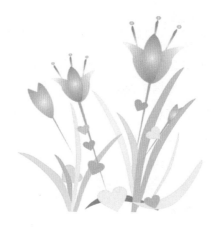

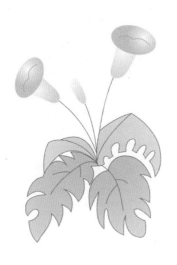

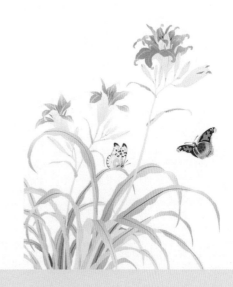

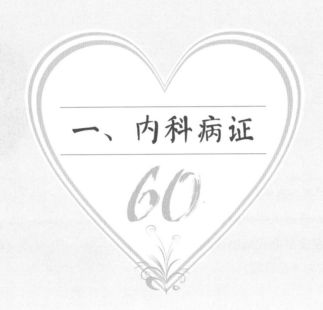

一、内科病证

60

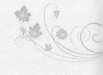

感 冒

感冒是最常见的一种呼吸系统疾病，临床常以鼻塞、流涕、喷嚏、咳嗽、头痛、恶寒、发热、全身不适等为主要症状。

艾灸疗法

取穴：大椎、风门、肺俞。

操作：每穴灸 10～15 分钟。艾灸时注意保暖，灸后 4～6 小时再洗热水澡，期间避接触冷水，适用于风寒感冒。

拔罐疗法

取穴：背部足太阳膀胱经两侧的循行线。

操作：采用走罐法，沿足太阳膀胱经两侧的循行线上下来回走罐多次，直至皮肤潮红或出现紫红色的瘀血斑。隔日治疗 1 次，3 次为 1 个疗程。

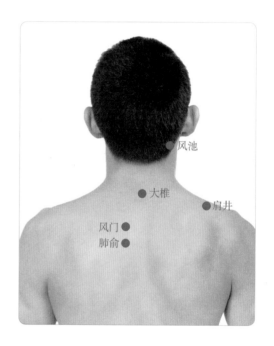

按摩疗法

取穴：印堂、太阳、迎香、风池、大椎、肩井、合谷、外关。

操作：患者取坐位，按揉印堂、太阳、迎香、大椎各 1 分钟，拿双侧风池、肩井 6 次，稍用力以酸胀为度；点按合谷、外关各 2 分钟。

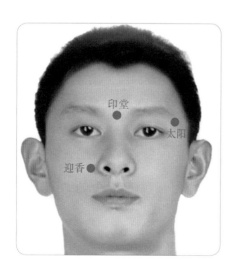

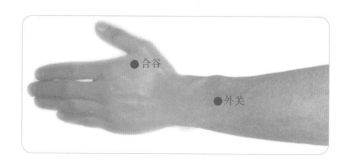

单方验方

1. 紫苏叶 12 克，鲜姜 9 克，水煎去渣，加红糖 30 克。每日 1 剂，水煎趁热顿服，盖被发汗。适用于风寒感冒。

2. 野菊花 30 克，桑叶 15 克，竹叶 10 克。每日 1 剂，水煎分 2 次温服。适用于风热感冒。

热敷疗法

药物：桑叶、菊花、薄荷、生姜、桔梗各 10 克，连翘 20 克，芦根 30 克。

用法：将药打碎，分 2 等份装入布袋，水煎 20 分钟，先取一袋敷颈、项、肩、背等处，稍冷则更换药袋，交替使用，每次 30 ～ 40 分钟，每日 2 次。适用于风热感冒。

药浴法

生姜适量水煎，每晚临睡前泡脚 30 分钟。生姜辛温，具有发汗解表的功效，可促进全身出汗，如能用生姜水热浴全身，则效果更佳。此法适用于风寒感冒，周身疼痛不出汗者。

食疗法

1. 姜糖饮：生姜 10 克，切细丝，沸水冲泡并加盖 5 分钟，小火煎 3 分钟，加红糖，频服。适用于风寒型感冒。

2. 薄荷粥：粳米 50 克先煮粥，临熟加入薄荷 5 克，空腹食用。适用于风热感冒。

生活调理

1. 预防感冒最有效、也最健康的方法就是提高自身免疫力。合理搭配日常饮食中的营养，坚持体育锻炼如散步、跑步、爬山、打球等，有助于增强体质。在冬春之际尤当注意适时增减衣服，防寒保暖，盛夏不可贪凉饮冷，避免久吹空调。

2. 每天定时开窗通风，保持室内空气新鲜。此外，在感冒流行季节，应尽量少去人口密集的公共场所，防止交叉感染。室内可用食醋熏蒸，每立方米空间用食醋 5 ～ 10 毫升，加水 1 ～ 2 倍，加热熏蒸 2 小时，每日或隔日 1 次。

高血压病

高血压病是以体循环动脉血压增高为主要表现的全身慢性疾病。病因不明者属原发性高血压，占高血压发病人数的绝大部分；由某一种明确而独立的疾病所引起者，称为继发性高血压。高血压病常见头晕、头痛、胸闷、乏力等症状，可并发心、脑、肾等脏器不同程度的器质性损害。

艾灸疗法

取穴：足三里、悬钟。

操作：艾条温和灸，一般先灸足三里，后灸悬钟，每周1～2次，每次1穴（双侧），每侧灸10～20分钟，2穴轮换，10次为1个疗程。

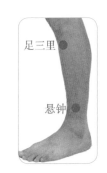

拔罐疗法

取穴：大椎、灵台、肺俞、心俞、肝俞、脾俞、肾俞。

操作：采用留罐法，留罐3～5分钟，以皮肤潮红或出现紫红色的瘀血斑为度。每周1～2次，10次为1个疗程。

按摩疗法

取穴：印堂、太阳、百会、风池、大椎、关元、气海、中脘、肾俞、命门、涌泉。

操作：患者取仰卧位，按揉印堂、太阳、百会各2分钟，顺时针摩腹3分钟，按揉中脘、关元、

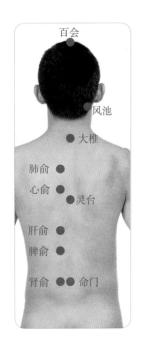

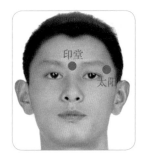

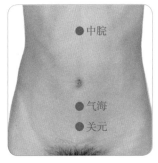

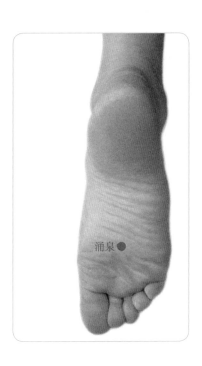

气海各 2 分钟。患者取俯卧位，按揉风池、大椎各 2 分钟；横擦肾俞、命门，透热为度；直擦涌泉，透热为度。

🔲 单方验方

1. 桑寄生、牛膝各 20 克，豨莶草、杜仲各 25 克，夏枯草 50 克。每日 1 剂，水煎分 2 次温服。适用于原发性高血压病。

2. 葛根 9 ～ 15 克，在降压药物治疗基础上，每日 1 剂，水煎分 2 次温服。适用于继发性高血压病。

🔲 敷贴疗法

1. 吴茱萸末 3 克，用陈醋调和，敷双侧涌泉穴，胶布固定。每天换药 1 次，10 次为 1 个疗程。适用于原发性和继发性高血压病。

2. 吴茱萸、菊花、肉桂各等份，鸡蛋 1 枚。将前 3 味药研成细末，于睡前洗脚后，取 10 克药末用蛋清调和，敷两足心，外用纱布包扎固定，次晨去掉。连用 5 ～ 20 次。适用于原发性和继发性高血压病。

🔲 药浴法

药物：玉米须 150 克，槐米 100 克，钩藤 30 克，绿茶 5 克。

用法：将以上 4 味药放入锅中，加水适量，煎煮 30 分钟，去渣取汁，加开水适量倒入泡足器中，熏蒸后浸泡足部。熏蒸时水温应在 90℃ 左右，但要防止烫伤，待水温下降至 50℃ 左右时，再将双脚浸泡水中。足浴的同时按摩揉搓足心、足趾。每天 1 次，每次 30 ～ 60 分钟。适用于原发性和继发性高血压病。

🔲 食疗法

1. 花生仁、陈醋适量。将花生仁在食醋中浸泡 1 星期以上，浸泡越久越好，每晚睡前食用，每次 2 ～ 4 粒，7 天为 1 个疗程。

2. 莴苣子 20 克，粉碎，水煎 2 次后浓缩成 20 毫升并加入适量蜂蜜。每日 2 次，每次空腹口服 10 毫升，连服 4 周为 1 个疗程。

🔲 生活调理

1. 坚持低盐、高蛋白饮食，预防高血压导致的脑溢血。避免吃味精、碳酸氢钠、罐头蔬菜、汽水、含防腐剂的食品、肉品软化剂、软水、酱油。这些产品造成细胞膨胀，并干扰治疗高血压所用的利尿剂的作用。

2. 常吃含钙食物，钙具有松弛血管平滑肌的作用，能降低血管的紧张度，从而有利于血压的稳定。

3. 注意休息，保持心情舒畅，避免情绪激动，适当进行锻炼，保证足够的睡眠。

胃 痛

胃痛，又称"胃脘痛"，是以上腹胃脘部近心窝处疼痛为主症的病证。胃痛的发生，主要是由于外邪犯胃、饮食伤胃、情志不畅和脾胃素虚，导致胃气郁滞，胃失和降，不通则痛。可见于现代医学中急慢性胃炎、胃溃疡、十二指肠溃疡、功能性消化不良、胃黏膜脱垂等病。

艾灸疗法

取穴：中脘、梁丘、足三里。

操作：艾条温和灸，每穴灸 10 ～ 20 分钟，每日灸 1 ～ 2 次，10 次为 1 个疗程。

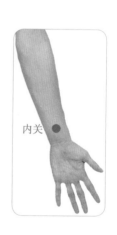

拔罐疗法

取穴：梁门、期门、下脘、天枢。

操作：采用闪罐法，反复拔罐 20 ～ 30 次，然后留罐 3 ～ 5 分钟，每日 1 次，症状缓解后改为隔日 1 次。

按摩疗法

取穴：中脘、内关、足三里、至阳、肝俞、脾俞、胃俞、梁丘、太冲。

操作：患者取仰卧位，摩揉上腹部 3 分钟，按揉中脘、梁丘、足三里、太冲各 2 分钟；患者取俯卧位，按揉背部足太阳膀胱经两侧循行线 3 分钟，继而重点点按至阳、肝俞、脾俞、胃俞各 2 分钟，按揉内关 3 分钟。

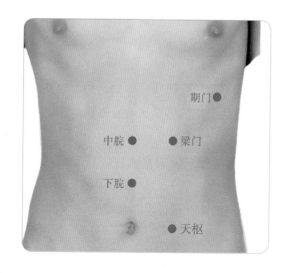

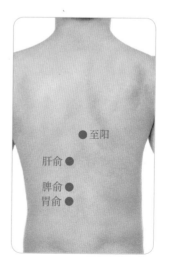

单方验方

1. 山楂 15 克，神曲 12 克，香附 9 克。每日 1 剂，水煎分 2 次温服。适用于食积胃痛。
2. 元胡、川楝子各 9 克。每日 1 剂，水煎分 2 次温服。适用于肝郁气滞型胃痛。

敷贴疗法

1. 连须葱头 30 克，生姜 15 克。将上 2 味捣烂炒热，装入布袋，热敷胃脘部，药袋变冷便更换，每日 2 次，每次 30 分钟。适用于虚寒性胃痛。
2. 大黄、玄明粉、栀子、香附、郁金各 30 克，黄芩、甘草各 15 克，滑石 60 克。上药共研成细末，姜汁调成糊状，敷胃脘痛处。适用于烧灼性胃痛。

药浴法

药物：干姜、肉桂各 30 克，香附、良姜各 50 克。
用法：加水 2000 毫升，水煎取汁 1000 毫升，滤取药液，浸浴双足，每次 20 分钟，每日 3 次。

茶疗法

绿茶 2 克，赤芍 9 克，甘草 6 克。取赤芍、甘草水煎煮沸，加入绿茶即可。每日 1 剂，分 5 次温饮。适用于胃痉挛性胃痛。

食疗法

1. 韭菜（连根）1 把，洗净，捣烂绞汁约 60 毫升，温开水冲服。用于胃中虚热的胃痛、腹痛等。
2. 新鲜嫩藕 1000 ～ 1500 克，洗净捣烂榨汁，分数次开水冲服。具有清热解渴、健胃的功效。

生活调理

1. 胃痛的发病，多与情志不遂、饮食失节有关，故在预防上要重视精神和饮食的调摄。患者要养成良好的生活习惯，切忌暴饮暴食，饥饱不匀。
2. 胃痛持续不已，应在一定时期内进流质和半流质饮食，少食多餐，以清淡易消化的食物为宜，切忌粗糙多纤维饮食，尽量避免进食浓茶、咖啡和辛辣食物，进食宜细嚼慢咽。慎用水杨酸、肾上腺皮质激素等西药。

慢性腹泻

慢性腹泻是指病程在 2 个月以上的腹泻或间歇期在 2～4 周内的复发性腹泻。病因较为复杂，病程迁延，临床症状多样化，包括大便次数增多，便稀或不成形，有时伴黏液、脓血。由于病变部位不同，临床表现也不同，需要注意鉴别。

艾灸疗法

取穴：神阙。

操作：患者取仰卧位，将精盐填平脐窝，用艾绒做成直径为 0.8 厘米，高 1 厘米的艾炷，放在盐上点燃后施灸（以患者能忍受为度），每次灸 3～9 壮。隔日 1 次，6 次为 1 个疗程。

拔罐疗法

取穴：中脘、关元、天枢、上巨虚。

操作：采用留罐法，每次留罐 3～5 分钟，隔日 1 次，5 次为 1 个疗程，疗程间隔 3～5 天。拔罐后注意保暖，切忌受寒。

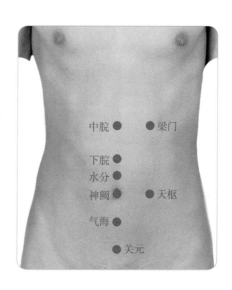

按摩疗法

取穴：梁门、下脘、水分、气海、脾俞、胃俞、大肠俞、足三里。

操作：患者取仰卧位，摩揉腹部 3 分钟，按揉梁门、下脘、水分、气海各 2 分钟，点按足三里

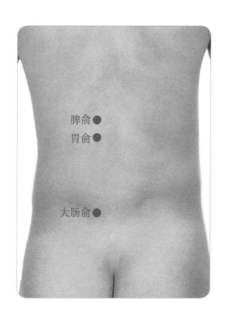

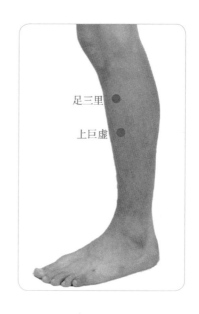

2 分钟。患者取俯卧位，用揉法从脾俞至大肠俞往返治疗 5 遍，点按脾俞、胃俞、大肠俞各 2 分钟，再以擦法施于背部膀胱经，以透热为度。

单方验方

1. 五倍子、吴茱萸按 2：1 比例共研成末备用。用时取药粉 6 克，用凡士林调成膏状敷肚脐部，用胶布固定，每 24 小时换药 1 次，一般治疗 3～6 小时候起效，使用 2～3 日即可。慢性腹泻急性发作时可用。

2. 肉桂、干姜、丁香、细辛各等份。上药烘干后研成细末，搅拌均匀，取适量敷于肚脐部，用胶布固定，每 24 小时换药 1 次，5 次为 1 个疗程。慢性腹泻缓解期可用。

药浴法

药物：胡椒 9 克，艾叶 15 克，透骨草 9 克。

用法：加水 2000 毫升，水煎取汁 1000 毫升，滤取药液，浸泡双足。每次 30 分钟，每日 1 次。

茶疗法

酸石榴皮 20 克，红糖适量，水煎服，每日代茶饮。

食疗法

1. 干荔枝 7 个，大枣 5 枚，水煎食之，每日 1 次。适用于各种慢性泄泻。

2. 肉桂 6 克，黄芪 30 克，炙甘草 9 克，大米 100 克，白糖适量。先用清水将黄芪洗净粉尘备用，大米用清水洗净备用。以上材料准备就绪后，将黄芪、肉桂、炙甘草一同放进砂锅内，加水 600 毫升，用中火煮 20 分钟，捞出药渣，将大米加入药汁中一同煮粥。待粥将熟时，加入适量白糖调匀，稍煮即可。

生活调理

1. 养成良好的饮食习惯，以柔软、容易消化、富含营养、有足够热量食物为原则，宜少食多餐，避免烟酒和刺激性的食物，泄泻频繁、食欲欠佳者，应注意及时补充液体，防止津液亏虚。

2. 进行适当的体育运动锻炼，如散步、体操、气功、太极拳等，以增强体质，提高免疫力。

尿失禁

尿失禁是由于膀胱括约肌损伤或神经功能障碍而丧失排尿自控能力，使尿液不自主地流出的一种疾病。本病可发生在任何年龄及性别，尤其是女性及老年人。尿失禁的病因包括：先天性疾患，如尿道上裂；创伤，如妇女产伤、骨盆骨折等；手术，如前列腺手术、尿道狭窄修补术、儿童后尿道瓣膜手术等；各种原因引起的神经源性膀胱。以上各种原因引起的尿失禁均可用酌情运用以下疗法。

艾灸疗法

取穴：神阙、关元。

操作：艾条温和灸，每穴灸 10 ～ 15 分钟，每日 1 次，10 次为 1 个疗程。

拔罐疗法

取穴：中极、膀胱俞、肾俞、阴陵泉。

操作：采用留罐法，每次留罐 3 ～ 5 分钟，隔日 1 次，5 次为 1 个疗程。

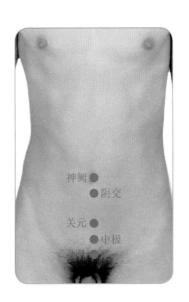

按摩疗法

取穴：阴交、曲骨、三焦俞、肾俞、膀胱俞、阴陵泉、太溪。

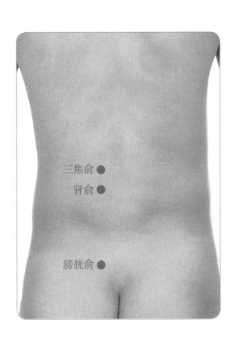

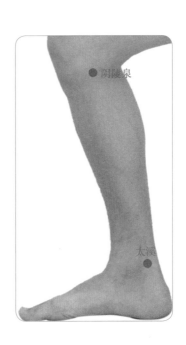

操作：患者取仰卧位，顺时针摩腹 3 分钟，按揉阴交、曲骨各 2 分钟，点按阴陵泉、太溪各 2 分钟。患者取俯卧位，用揉法从三焦俞至膀胱俞往返治疗 5 遍，点按三焦俞、肾俞、膀胱俞各 2 分钟，再以擦法施于背部膀胱经，以透热为度。

单方验方

1. 黄芪、炒杜仲、益智仁、桑螵蛸各 9 克，升麻 6 克。每日 1 剂，水煎分 2 次温服。适用于成人尿失禁。

2. 桑螵蛸、白果、蝉蜕、益智仁各 7 个，每日 1 剂，水煎分 2 次温服。适用于成人尿失禁。

敷贴疗法

肉桂 30 克，公丁香 10 克。将上药研成细末，用黄酒调匀，制成小药饼，取药饼 1 个贴于神阙（肚脐）穴上，盖以纱布，胶布固定，2 天换药 1 次，至痊愈停药。

食疗法

荔枝肉炖猪脬：荔枝肉 30 克，糯米 30 克，猪脬（猪膀胱）1 只。先将猪脬清洗干净去尿臊味，切成丝，将荔枝肉择洗干净，与淘洗干净的糯米同放入砂锅，加水适量，大火煮沸，加猪脬丝及料酒，改用小火煨炖至猪脬熟烂、糯米酥烂、汤汁黏稠即成。每晚温热服食之。

生活调理

1. 控制饮食，戒烟戒酒，忌食辛辣、生冷的食物，以清淡饮食为主，以保持营养成分的适量摄入，多吃一些绿色蔬菜和水果，以保持大便通畅，进而减少尿失禁的出现。

2. 进行提肛训练，加强盆底肌肉和尿道肌肉的张力，慢慢恢复排尿系统的能力。

糖尿病

糖尿病是一组以慢性血糖水平增高为特征的代谢性疾病，是由于胰岛素分泌缺陷或胰岛素作用缺陷所引起，临床表现以多食、多饮、多尿、消瘦为主要特征。糖尿病患者长期高血糖会损害血管及神经，导致心脑血管疾病、糖尿病肾病、视网膜病变、周围神经病变、糖尿病足坏疽等慢性并发症的发生与发展。

艾灸疗法

取穴：章门、中脘、神阙。

操作：艾条温和灸，每穴灸 10 ～ 15 分钟，每日 1 次，10 次为 1 个疗程。

拔罐疗法

取穴：肺俞、脾俞、胰俞、肾俞。

操作：采用留罐法，每次留罐 3 ～ 5 分钟，隔日 1 次，5 次为 1 个疗程。

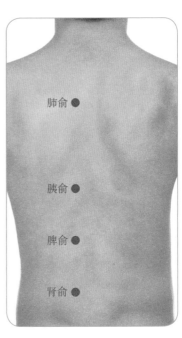

按摩疗法

取穴：梁门、中脘、肺俞、胰俞、脾俞、肾俞、阴陵泉、太溪、然谷。

操作：患者取仰卧位，摩揉腹部 3 分钟，按揉梁门、中脘各 2 分钟，点按阴陵泉、太溪、然谷各 2 分钟。患者取俯卧位，自上而下按揉背部膀胱经 5 遍，点按肺俞、胰俞、脾俞、肾俞各 2 分钟，再以擦法施于背部膀胱经，以透热为度。

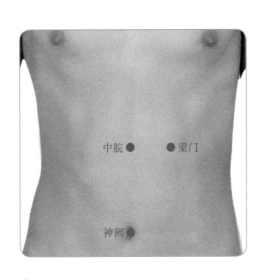
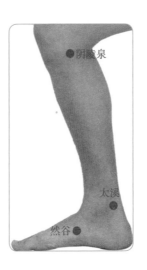

单方验方

1. 怀山药 20 克，人参、天花粉、白术各 10 克。每日 1 剂，水煎分 2 次温服。适用于各种原因引起的糖尿病。

2. 怀山药、生黄芪各 120 克，元参、玉竹、枸杞子各 90 克，麦冬、杜仲、茯苓、二仙胶、熟地黄、山萸肉、人参 60 克，五味子、葛根、丹皮、苍术各 30 克，研为细末；另用黑大豆 1000 克，煎成浓汁，去渣，共和为小丸。每次 6 克，每日 3 次。适用于糖尿病肾虚证。

敷贴疗法

药物：石膏 5 克，知母 2 克，生地黄、党参各 0.6 克，炙甘草、玄参各 1 克，天花粉 0.2 克，黄连 0.3 克，粳米少许，制成粉剂，放阴凉处保存备用。

用法：每次取粉 250 毫克，混匀后敷脐，上盖以纱布，外用胶布固封。每 5 ～ 7 天换药 1 次，6 次为 1 疗程。作为辅助降血糖疗法。

热敷法

取穴：胰俞。

操作：用 50℃左右温度的热毛巾在胰俞穴处热敷 15 分钟，每日 1 次。适用于血糖高者。

药浴法

药物：蛇床子、地肤子、黄柏、双花、远志各 10 克，红花、没药、苦参各 6 克。

用法：加水 3000 毫升，煮沸 5 ～ 6 分钟后倒入盆中，先熏蒸足部，待到水温 40℃左右时浸泡患足 15 ～ 20 分钟。每日 1 剂，洗 2 ～ 3 次。适用于血糖高者。

食疗法

1. 猪胰煲淮山：猪胰 1 具，山药 30 克，同煲汤，加盐调味服食。

2. 玉米须煲猪瘦肉：玉米须 30 克，猪瘦肉 100 克，共煲汤，加盐调味，去玉米须服食。

生活调理

1. 停止食用一切精制的米面，改为粗制的杂粮，如荞麦、燕麦、小米、糙米等，制作营养早餐，补充植物蛋白、纤维素、维生素、钙镁片等营养素，经常饮用鲜榨蔬菜水果汁等。

2. 坚持锻炼，以散步、慢走的方式为好，避免运动强度过大或活动时间太长引起劳累，加重病情。尤其是严重缺乏胰岛素的患者及合并冠心病、肾病者，应该限制活动量。保持心情舒畅，避免情绪激动。

高脂血症

高脂血症是人体脂质代谢失常，血浆内脂质浓度超过正常范围的疾病。因脂质多与血浆中蛋白结合，故又称高脂蛋白血症。本病或有肥胖、黄色瘤等临床特征，或无特异性临床症状。长期高脂血症易导致动脉硬化加速，尤其是引发和加剧冠心病及脑血管疾病等。

艾灸疗法

取穴：中脘、丰隆。

操作：艾条温和灸，每穴灸 10 ～ 15 分钟，每日 1 次，10 次为 1 个疗程。

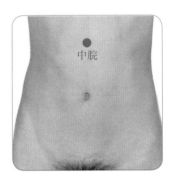

拔罐疗法

取穴：肺俞、心俞、肝俞、脾俞、肾俞。

操作：采用走罐法，从肺俞直至肾俞皮肤潮红或出现紫红色的瘀血斑为止，之后在肝俞留罐 3 ～ 5 分钟。每日 1 次，10 次为 1 个疗程。

按摩疗法

取穴：内关、肝俞、脾俞、胃俞、足三里、丰隆、三阴交、阴陵泉。

操作：患者取仰卧位，按揉足三里、丰隆、阴陵泉、三阴交各 3 分钟。患者取俯卧位，按揉背部膀胱经 3 分钟，点按肝俞、脾俞、胃俞各 2 分钟，横擦腰骶部，以透热为度，点按内关 2 分钟，以感到酸胀且能忍受为度。

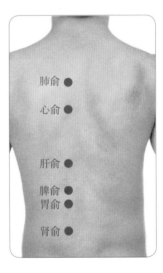

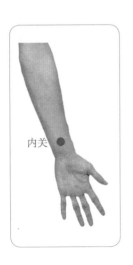

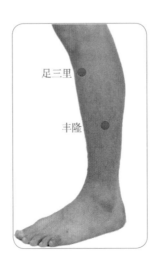

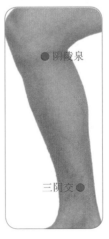

单方验方

1. 泽泻、黄芪各30克，薏米20克，瓜蒌、决明子各15克，半夏、苍术、山楂、海藻、黄芩、大黄各10克。每日1剂，水煎分2次温服。适用于偏实证的患者。

2. 熟地黄、制首乌、杜仲各15克，枸杞子20克，党参、白术、山药、茯苓、巴戟天、补骨脂各10克，附子8克。每日1剂，水煎分2次温服。适用于偏虚证的患者。

茶疗法

1. 生山楂15克，荷叶12克，水煎代茶饮，每日1剂。

2. 决明子（微炒）30克，山楂15克，沸水冲泡，加盖闷20分钟，代茶饮。

食疗法

1. 大黄绿豆饮：生大黄3～6克，绿豆60克，蜂蜜20克。先将绿豆加水煮烂，约2小碗。生大黄另煎约2分钟，取汁100毫升。将大黄汁与蜂蜜兑入绿豆汤中，拌匀备用。分2次，吃豆喝汤，当日吃完。

2. 决明子粥：决明子10～15克，白菊花10克，粳米100克。先将决明子放入锅内，炒至微有香气时取出，待冷后与白菊花同煮，去渣取汁。入粳米煮粥，粥成入冰糖，煮沸即可。

生活调理

1. 合理饮食，减少饱和脂肪酸和胆固醇的摄入，饮食应有节制，主食之中应搭配部分粗粮，副食品以鱼类、瘦肉、豆及豆制品、各种新鲜蔬菜水果为主。

2. 调整生活、工作方式，避免过度紧张，保持心情舒畅，积极参加体育活动、避免久坐不动，控制体重，戒烟限酒。

肥胖症

肥胖症以体内脂肪堆积过多和（或）分布异常、体重增加为主要表现，是包括遗传和环境因素在内的多种因素相互作用所引起的慢性代谢性疾病。近年来，我国肥胖症患病率迅速上升。肥胖症作为代谢综合征的主要组分之一，与多种疾病如糖尿病、血脂异常、高血压、冠心病、卒中和某些癌症密切相关。

艾灸疗法

取穴：中脘、水分、丰隆。

操作：艾条温和灸，每穴灸 10 ～ 15 分钟，每日 1 次，10 次为 1 个疗程。

拔罐疗法

取穴：下脘、天枢、关元、足三里。

操作：采用留罐法，每次留罐 3 ～ 5 分钟，隔日 1 次，5 次为 1 个疗程。

按摩疗法

取穴：梁门、建里、气海、三阴交、太溪、肝俞、脾俞、大肠俞。

操作：患者取仰卧位，顺时针摩腹 5 分钟，按揉梁门、建里、气海各 2 分钟，点按三阴交、太溪各 2 分钟。患者取俯卧位，按揉背部膀胱经 3 分钟，点按肝俞、脾俞、大肠俞各 2 分钟，再以擦

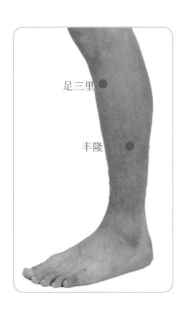
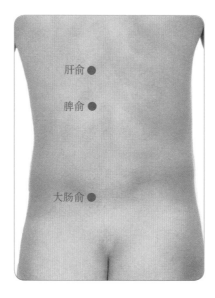
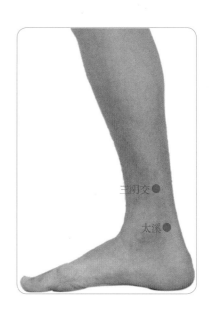

法施于背部膀胱经，以透热为度。

单方验方

1. 何首乌、当归、鸡血藤各 30 克，茯苓 20 克。每日 1 剂，水煎分 2 次温服。适用于肥胖兼血瘀患者。

2. 桃仁、红花、川芎、当归、泽兰、炒白术、苍术、泽泻、半夏、皂角各 10 克，益母草 15 克，茯苓 30 克。每日 1 剂，水煎，分 2 次温服。适用于肥胖兼血瘀、痰湿的患者。

药浴法

药物：冬瓜皮 500 克，茯苓 300 克，木瓜 100 克。

用法：煎水趁热洗浴全身，每日 1 次，20～30 日为 1 疗程。适用于单纯性肥胖。

敷贴疗法

药物：半夏、荷叶各 10 克，茯苓、泽泻各 15 克，焦三仙 9 克，二丑、槟榔各 5 克。

用法：上药共研成细末，贮瓶备用。用时取药末 15～30 克，用鲜荷叶捣烂取汁或用大黄 15 克水煎取汁调成软膏状，敷于脐部，外以纱布覆盖，胶布固定。每日换药 1 次，1 个月为 1 疗程。适用于各种肥胖症。

茶疗法

冬瓜皮、槐花各 18 克，山楂 15 克，何首乌 30 克，每日 1 剂，煮沸去渣取汁冲泡乌龙茶 30 克，代茶饮。可作为各种肥胖症的辅助疗法。

食疗法

1. 鸡蓉燕麦粥：燕麦片 60 克，鸡脯肉 60 克，胡萝卜、玉米粒各 50 克，豌豆 30 克，盐、味精各适量。煮成粥食用。

2. 薏米赤豆粥：薏米、赤小豆各 50 克，泽泻 10 克。将泽泻先煎取汁，用汁与赤小豆、薏米同煮为粥食用。

生活调理

1. 养成良好的饮食习惯，忌饱食过度，忌暴饮暴食；日常饮食宜清淡，忌肥甘厚味，多食蔬菜、水果等富含纤维素、维生素的食物，适当补充蛋白质，饮食宜低糖、低脂、低盐。

2. 适当锻炼身体，或参加体力劳动，运动量不能过大。积极改变生活方式，保持规律生活。应长期坚持减重计划，不可急于求成，乱用减肥药。减肥须循序渐进，使体重逐渐减轻，接近正常体重，不宜骤减，以免损伤正气，降低体力。

失 眠

　　失眠又称不寐，是以经常不能获得正常睡眠为特征的病证，主要表现为睡眠时间、深度的不足，轻者入睡困难，或寐而不酣，时寐时醒，或醒后不能再寐，重者彻夜不眠，常影响人们的正常工作、生活、学习和健康。常见导致失眠的原因主要有环境原因、个体因素、躯体原因、精神因素、情绪因素等。

艾灸疗法

　　取穴：百会、涌泉、神门。
　　操作：艾条温和灸，每穴灸 10 ～ 15 分钟，每日 1 次,10 次为 1 个疗程。

拔罐疗法

　　取穴：大椎、心俞、脾俞、肾俞。
　　操作：采用留罐法，留罐 3 ～ 5 分钟，隔日 1 次，10 次为 1 个疗程。

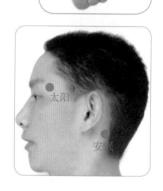

按摩疗法

　　取穴：百会、风池、太阳、安眠、内关、神门、三阴交、心俞、肾俞。
　　操作：患者取仰卧位，闭目静息，用拇指顺时针、逆时针各按揉百会 30 次，中指按揉风池、安眠，拇指按揉太阳各 2 分钟，按揉内关、神门、

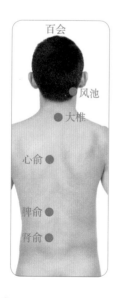

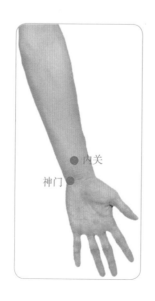

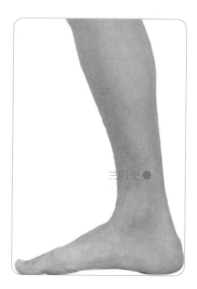

三阴交各 3 分钟。患者取俯卧位，按揉心俞、肾俞各 3 分钟；按心包经走向，逐步向下按揉，压痛点则需重点按揉。

单方验方

1. 炒酸枣仁 4.5 克，五味子 1.2 克，研成细末，每晚睡前 1 小时冲服。用于肝肾阴血不足型失眠。

2. 当归、酸枣仁、元胡各 20 克，何首乌 15 克，苦参 12 克，水煎浓缩成 50 毫升，睡前半小时服。用于血虚型失眠。

热敷法

药物：吴茱萸 9 克，米醋适量。

用法：吴茱萸研末，用米醋调成糊状，敷于两足涌泉，盖以纱布，胶布固定，每日 1 次。用于心肾不交型失眠。

药枕法

菊花 1000 克，川芎 400 克，牡丹皮、白芷各 200 克。用布缝制一枕皮，装入上药，制成枕头，每晚使用。用于失眠、头痛者。

食疗法

1. 桂圆莲子粥：桂圆肉 20 克，莲子 30 克，大米 50 克，冰糖适量，煮粥睡前两小时食用。

2. 苦参酸枣仁汤：苦参 30 克，酸枣仁 20 克，水煎浓缩取汁 20 毫升，睡前服用。

生活调理

1. 保持心情舒畅，精神放松，睡眠环境宜舒适、安静，床铺干燥舒服，温度湿度适中，光线柔和，同时要严格遵守作息时间表，按时休息，形成习惯。入睡前不做剧烈活动，不看刺激性电视或书报。

2. 饮食以清淡、易消化为宜，忌生冷、肥腻、辛辣之品，多食瓜果蔬菜等。晚餐不要过饱、过晚，睡前更不能饮浓茶、咖啡等易引起兴奋的饮料。适当进行体力活动或运动锻炼。睡前宜散步并用热水泡脚，再用双手交替按摩揉搓涌泉穴或饮一杯牛奶。

偏头痛

偏头痛是一种反复发作的一侧或两侧搏动性头痛，为发作性神经－血管功能障碍。本病是由原发性颅内血管运动和神经功能调节失常所引起的复发性疾病，具有病程长、间歇性反复发作、缠绵难愈的特点。典型偏头痛，常在青春期发病，多有家族史。本病的发生与内分泌失调及水盐代谢障碍有关。

艾灸疗法

取穴：风池、外关、阿是穴。

操作：艾条雀啄灸，每穴灸 5～10 分钟，每日 1 次，10 次为 1 个疗程。

拔罐疗法

取穴：太阳、阳白。

操作：太阳、阳白，留罐 2～3 分钟，或以局部皮肤潮红为度。

按摩疗法

取穴：风池、阳白、太阳、百会、率谷、桥弓。

操作：患者取坐位，用五指从头顶拿到枕后，反复 3～5 遍；用拇指螺纹面自上而下推桥弓 10～20 次；点按阳白、太阳、百会、率谷、风池，每穴约 1 分钟，用力由轻到重；用拇指侧面在头两侧足少阳胆经的循行部位，从前上方向后下方推动，每侧约 15 次。

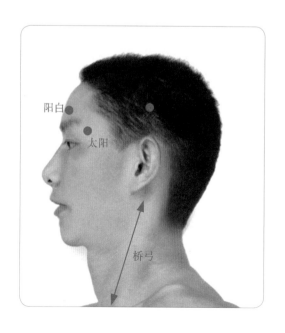

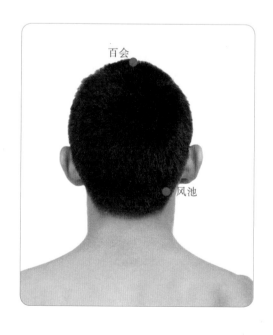

单方验方

1. 绿茶 1 克，谷精草 5～16 克，蜂蜜 25 克。前 2 味加水 250 毫升，煮沸 5 分钟，去渣加入蜂蜜，分 3 次饭后服，每日 1 剂。适用于各种偏头痛。

2. 川芎 15～30 克，钩藤 15 克，菊花 12 克，生苡仁 30 克，白豆蔻 3 克，白蒺藜、半夏、赤芍、川牛膝各 10 克。每日 1 剂，水煎分 2 次温服。适用于高血压引起的偏头痛。

热敷法

药物：荞麦粉适量。

用法：取适量的荞麦粉，炒热用布包裹，趁热敷于太阳穴及痛处，至疼痛缓解为度，每日 1 次。适用于偏头痛发作时。

茶疗法

取干薄荷叶 15 克放入茶杯内，用刚烧开的开水冲泡 5 分钟后服用，早晚各服 1 次，对治疗偏头痛也有一定作用。

食疗法

1. 葱白、姜适量，洗净，粳米 30～50 克，米醋少许，清水 750 毫升，共同煮粥食用。

2. 枸杞蒸蛋：鸡蛋 2 个，枸杞 15 克，熟猪油 40 克，精盐、酱油适量。将鸡蛋放入碗中打散成蛋糊，加入用热水浸泡过的枸杞，蒸 10～15 分钟，加入猪油，适量的盐、酱油食用。

生活调理

1. 要消除或减少偏头痛的诱因，如避免过度劳累和紧张、忧虑、焦虑等情绪，避免服用血管扩张剂等药物，避免饮用红酒和进食含奶酪的食物，咖啡、巧克力、熏鱼等。

2. 养成规律的作息习惯，学会减压，保持良好的心情，经常泡温水浴。

老年性痴呆

　　老年性痴呆，又称阿尔茨海默病，指的是一种持续性高级神经功能活动障碍，即在没有意识障碍的状态下，记忆、思维、分析判断、视空间辨认、情绪等方面的障碍。本病多起病于老年期，潜隐起病，病程缓慢且不可逆，临床上以智能损害为主，主要表现为记忆丧失、抽象思维和计算能力受损、人格和行为改变等。

艾灸疗法

　　取穴：百会、神阙、悬钟。

　　操作：艾条温和灸，每穴灸 10 ～ 15 分钟，每日 1 次，10 次为 1 个疗程。

四神聪　　　百会

拔罐疗法

　　取穴：大椎、心俞、巨阙、关元。

　　操作：采用留罐法，留罐 3 ～ 5 分钟，隔日 1 次，10 次为 1 个疗程。

按摩疗法

　　取穴：四神聪、内关、劳宫、悬钟、太溪、涌泉、心俞、脾俞、肾俞。

　　操作：患者取仰卧位，按揉四神聪、内关、劳宫、悬钟、太溪各 2 分钟，擦足底涌泉穴，以透热为度。患者取俯卧位，按揉背部膀胱经 3 分钟，点按心俞、脾俞、肾俞各 2 分钟，再以擦法施于

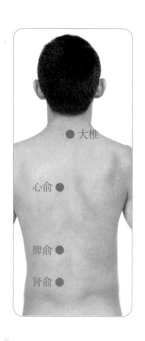

●大椎
心俞●
脾俞●
肾俞●

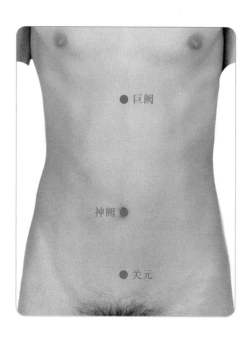

●巨阙
神阙●
●关元

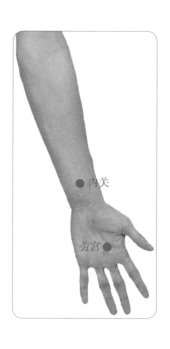

●内关
劳宫●

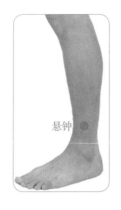
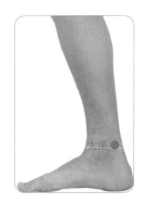
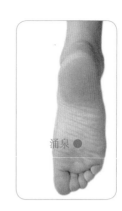

背部，以透热为度。

单方验方

1. 淫羊藿、枸杞、熟地黄、黄精各 30 克，肉苁蓉、何首乌、当归各 15 克，鹿角胶、远志、陈皮各 12 克，人参、炙甘草各 10 克。每日 1 剂，水煎，分 2 次温服，连服 15 剂。适用于老年性痴呆患者偏阳虚者，也可作为 65 岁以上的老人预防用方。

2. 熟地黄、怀山药、山萸肉、生地各 15 克，党参、黄芪、茯苓、酸枣仁、泽泻各 12 克，龙骨（先煎）、龟甲（先煎）各 18 克，五味子、石菖蒲各 9 克，远志 6 克。隔日 1 剂，水煎，分 3 次温服，连服 15 剂。适用于老年性痴呆患者偏阴虚者，也可作为 65 岁以上的老人预防用方。

药枕法

白术、川芎、当归、白芷、辛夷、木兰、防风、白薇、桂枝、枳实、秦椒、蜀椒、细辛、皂角、款冬花、半夏、桔梗、荆芥、肉苁蓉、党参、薏苡仁、乌头、附子、矾石、藁本、草豆蔻各 30 克，制成药枕。适用于本病的辅助治疗。

食疗法

1. 枸杞子、龙眼肉、制黄精各 10 克，鸽蛋 1 个，冰糖 50 克。将枸杞子、龙眼肉、制黄精洗净切碎，待用，冰糖砸碎装在碗内。锅置大火上加清水 750 毫升，加入上 3 味药同煮至沸后约 15 分钟，再把鸽蛋打破，下锅内，同时将冰糖屑加入锅内同煮熟即成。空腹服用，每日服 1 次，连服 7 日。有补肝肾、益气血作用。

2. 银耳、黑木耳各 10 克，冰糖 30 克，先将银耳、木耳用温水泡发，放入碗内，再将冰糖掺入，加水适量，将碗放入蒸笼中蒸 1 小时，待银耳、木耳熟透时食用喝汤，每天 1 ~ 2 次。有补肾健脑的作用。

生活调理

1. 调畅情志，调节饮食起居。生活要有规律，早睡早起，定时进餐，定时排便，合理安排活动和休息。在饮食营养方面，坚持高蛋白、高不饱和脂肪酸、高维生素、低盐、低热量、低脂肪饮食，戒烟、戒酒。

2. 日常多用脑，多参加各种社交和体育活动，都有助于改善记忆和思维能力。

中 风

中风是以突然昏倒、不省人事、半身不遂、口眼歪斜、言语不利为主症的病证，轻者可无昏仆而仅见半身不遂及口眼歪斜等症状。根据中风的临床表现特征，西医学中的急性脑血管疾病与之相近，包括缺血性中风和出血性中风，如短暂性脑缺血发作、局限性脑梗死、原发性脑出血和蛛网膜下腔出血等。根据邪中深浅、病情轻重分为中经络和中脏腑。

艾灸疗法

取穴：神阙、关元。

操作：采用艾炷隔盐灸，在神阙、关元，用大艾炷隔盐灸之，壮数不限，以神志清醒为度。适用于中脏腑脱证。

拔罐疗法

取穴：上肢瘫痪取肩髃、肩髎、臂臑、曲池、手三里；下肢瘫痪取环跳、风市、伏兔、委中、阳陵泉、阴陵泉、足三里、丰隆。

操作：采用留罐法，留罐3～5分钟，隔日1次，10次为1个疗程。

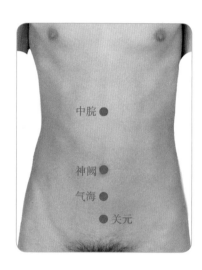

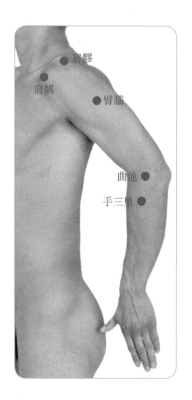

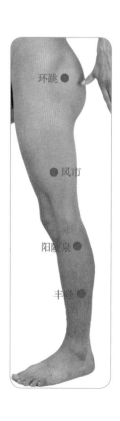

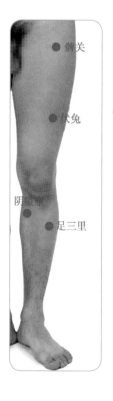

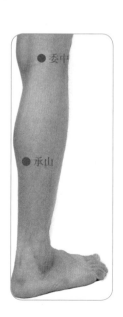

按摩疗法

取穴：中脘、气海、关元、肩髃、臂臑、曲池、手三里、髀关、伏兔、风市、阳陵泉、足三里、委中、承山。

操作：患者取仰卧位，按揉中脘、气海、关元各2分钟；从下到上施擦法于瘫侧上肢内外侧，重点按揉肩髃、臂臑、曲池、手三里，捻手指、掌指关节，并配合肩、肘、腕关节的被动活动，共5分钟；从下到上施擦法于瘫侧下肢内外侧，重点按揉髀关、伏兔、风市、阳陵泉、足三里，再拿委中、承山和跟腱部位，并被动运动髋、膝、踝关节，共8分钟。患者取俯卧位，直擦督脉和两侧膀胱经，以透热为度。

单方验方

1. 虻虫、蒲黄各3克，三七、灯盏细辛、丹参各4克，研成细末，每日3次，温开水送服。适用于中风偏瘫患者。

2. 防风根50克，用500毫升水煎至250毫升。每日1剂，温服。连服3剂，中风患者预防感冒使用。

热敷法

药物：蚕沙100克。

用法：将蚕沙分装数个布袋，蒸热后热敷于患肢，每次1小时，每日1次。

食疗法

1. 田参鸡肉汤：鸡肉90克，田七（打碎）10克，红参10克，黄芪30克，生姜3片。鸡肉、生姜3片过油，把全部材料一起放入砂锅内，加清水适量，文火煮2个小时，调味食用。

2. 小米麻子粥：麻子仁、薄荷叶、荆芥穗各50克，小米150克。将麻子仁炒熟去皮研细，砂锅内放水，先煮薄荷叶、荆芥穗，去渣取汁，放入麻子仁、小米，加水煮成粥食用，每日1次。

生活调理

1. 日常生活规律，劳逸适度，保证充足的睡眠，早睡早起，注意稳定情绪，晚餐不宜太饱，睡前热水泡脚。合理饮食，多进食含纤维素多的蔬菜、水果和粗粮，多饮水。调畅情志，保证良好的心态。坚持适当的体力活动和运动锻炼。

2. 中风病情稳定后或后遗症期的半身不遂患者，应配合推拿及功能训练，以自我锻炼为主，促进患肢功能的恢复。行动不便者，防止跌仆损伤。

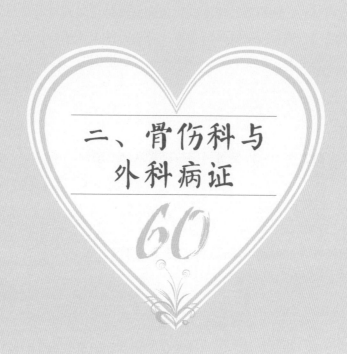

二、骨伤科与
外科病证

60

颈椎病

颈椎病又称"颈椎综合征"，是由增生性颈椎炎、颈椎间盘脱出以及颈椎间关节、韧带等组织的退行性改变刺激和压迫颈神经根、脊髓、椎动脉和颈部交感神经等而出现的一系列临床症候群。本病发病缓慢，以头枕、颈项、肩背、上肢等部疼痛以及进行性肢体感觉和运动功能障碍为主症。轻者头晕、头痛、恶心、颈肩疼痛、上肢疼痛或麻木无力，重者可导致瘫痪，甚至危及生命。

艾灸疗法

取穴：大椎、悬钟。

操作：艾条温和灸，每穴25～30分钟，同时轻轻活动颈项部。

拔罐疗法

取穴：大椎。

操作：留罐法，留罐3～5分钟，隔日1次，5次为1个疗程。

按摩疗法

取穴：风池、天柱、大椎、颈夹脊、落枕、悬钟。

操作：患者取坐位，拿、揉颈项部风池、天柱、大椎、颈夹脊5分钟，重点放在痉挛部位及其周围，点按落枕、悬钟各3分钟，按压时尽量按向骨的边缘，以增加酸胀的感觉，提高疗效。在按摩时，患者同时轻轻做前屈、后伸、侧屈、旋转等颈部活动。

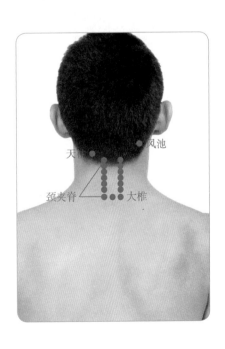

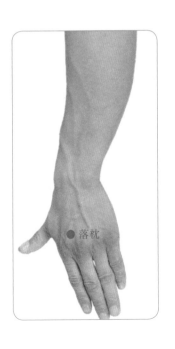

药枕法

药物：红花、全蝎、远志、广地龙各 1 份，当归、川芎、白芍、熟地、桃仁、桂枝、乳香、杜仲、补骨脂、骨碎补、合欢花各 2 份，黄芪、威灵仙、金毛狗脊各 3 份，葛根、钩藤、桑枝各 4 份，淫羊藿、磁石粉各 5 份，丁香 11 份。

用法：以上药物粉碎，装入真丝面料制成的布袋中，制成长 30 厘米，宽 10 厘米，高 7 厘米的药囊。将药囊置于枕套里，上铺枕巾。患者中午或夜间卧床时使用，仰卧位，枕于颈部，高度以患者头略后倾并能耐受为度。药囊 30 天更换 1 次，不用时以塑料袋密封装存。可作为颈椎病患者的辅助治疗。

热敷法

药物：艾叶、葛根、桂枝、狗脊、防风、羌活各 10g。

用法：用纱布包好，水中煮沸 10 分钟，取出纱布包滤出药液，放于颈部，热敷 20 ～ 30 分钟。每日 1 次，10 次为 1 疗程。适用于颈部、上肢症状明显者。

药浴法

药物：独活、秦艽、防风、艾叶、透骨草、刘寄奴、苏木、赤芍、红花、甲珠、威灵仙、乌梅、木瓜各 9 克。

用法：加水 3000 毫升，水煎取汁 1000 毫升，滤取药液，浸洗患处。每日 2 次，每次 20 分钟，10 天为 1 疗程。可作为颈椎病患者的辅助治疗。

茶疗法

葛根 25 克，用清水洗净后，代茶饮，连用 10 ～ 15 天。

生活调理

1. 生活中要选择适合自己的枕头，枕头高度以略高于自己单手竖起的拳头为宜，枕头要放在脖子的后面。

2. 平时要保持良好的姿势，同一颈部姿势不要保持过久，平时缓慢做颈部的前屈、后仰、左右侧屈和旋转动作，每日 1 ～ 2 次，每次 5 ～ 8 分钟。

落 枕

　　落枕是以一侧颈背部突然发生疼痛、活动障碍为主症的病证，主要指急性单纯性颈项强痛。常发病于早晨起床之后，感到颈背部明显酸痛，颈部活动受限，不能自由旋转，严重者俯仰也有困难，甚至头部强直于异常位置，使头偏向病侧。多因夜间睡眠姿势不适或枕头过高所致。

艾灸疗法

　　取穴：阿是穴、悬钟。

　　操作：艾条温和灸，每穴 10 ～ 15 分钟，每日 1 次，3 次为 1 个疗程。

拔罐疗法

　　取穴：大椎、肩井、天宗。

　　操作：采用留罐法，留罐 3 ～ 5 分钟，隔日 1 次，3 次为 1 个疗程。

按摩疗法

　　取穴：风池、天柱、肩外俞、肩中俞、手三里。

　　操作：患者取坐位，点按患侧手三里，以患者有明显酸胀麻感并向上肢传导为度，同时令患者活动颈部，至活动自如、疼痛消失即可，每次 1 ～ 2 分钟；从颈项到酸痛的肩背部采用擦法治疗 3 分钟，沿颈项部上下按揉 3 ～ 5 遍，重点拿捏风池、天柱各 1 分钟，按揉肩外俞、肩中俞各 1 分钟，再适度转动头部 2 ～ 3 次。

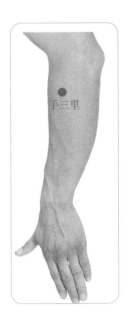

悬钟

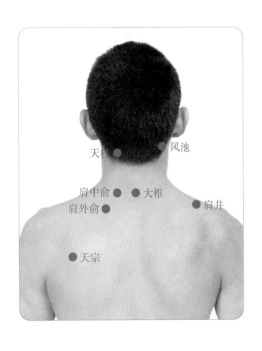

天柱　风池
肩中俞　大椎
肩外俞　肩井
天宗

手三里

单方验方

1. 葛根、赤芍各 12 克，桂枝 10 克，麻黄 5 克，甘草 3 克，生姜 3 片，大枣 3 枚。每日 1 剂，水煎分 2 次温服。适用于落枕急性期患者。

2. 葛根 30 克，菊花 15 克，生白芍 24 克，柴胡 12 克，生甘草 9 克。水煎取药液，再加红糖 30 克，一次服下，服药后卧床休息 1 小时，每日 1 剂。适用于受风寒患者。

热敷法

桂枝 5 克，板蓝根 15 克，赤芍、葛根、防风、羌活各 10 克，甘草 3 克，每日 1 剂。煎服后，用纱布将药渣包裹，趁热敷于患处。适用于急性期患者。

药浴法

药物：伸筋草、海桐皮、秦艽、当归、独活、钩藤各 9 克，红花、乳香、没药各 6 克。

用法：加水 2000 毫升，水煎取汁 1000 毫升，滤取药液，熏洗患处。每次 30 分钟，每日 2 次。可作为颈椎病患者的辅助治疗。

食疗法

葛根粳米粥：葛根 30 克，粳米 60 克，清水适量。将葛根置于砂锅中，加入适量清水煎煮取汁；将粳米淘洗干净后，放入药汁中熬煮成粥即可。每日 1 剂，早晚空腹食用。

生活调理

1. 睡眠的枕头高低要适当，一般来讲，枕头的高度应符合个体的颈椎生理曲度，以中间低、两头高的枕头最好，枕芯应选择质地柔软、通气性能好的填充物。同时养成良好的睡眠姿势，可平卧或侧卧位。

2. 多进行颈部锻炼，如颈部后仰、侧屈、耸肩等动作，避免长时间保持一个姿势，造成颈部劳累过度，注意颈部保暖，避免受凉。

肩周炎

肩周炎，是肩关节周围软组织的一种慢性退行性病变，多见于 50 岁左右的人，又叫"五十肩"。特点是起病缓慢，早期患者常感肩关节持续性酸痛，夜间尤甚，检查时，肩关节周围有明显压痛，以肩关节功能障碍为主，如上肢活动受限，抬举、外展、后伸都可引起疼痛，严重的可影响穿衣、梳头等。

拔罐疗法

取穴：肩髃、肩贞、天宗、臂臑。

操作：采用留罐法，每次留罐 3～5 分钟，隔日 1 次，5 次为 1 个疗程。

放血疗法

取穴：阿是穴。

操作：取阿是穴局部常规消毒，点刺出血后拔罐，留罐 5～10 分钟，隔 3～5 日 1 次，3 次为 1 个疗程。

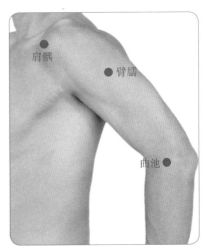

按摩疗法

取穴：肩井、天宗、曲池。

操作：患者取坐位，拿肩井 1 分钟，依次弹拨、分推天宗处及背部压痛点 1～2 分钟，再弹拨肩峰前压痛点及曲池 1～2 分钟，然后双手分握患侧四个手指做环形摇肩 2～3 周，再波浪式抖动患侧上肢 3～5 次，在抖动中趁其不备迅速向上牵拉 1 次（体虚或患有高血压、心脏病者牵拉手法

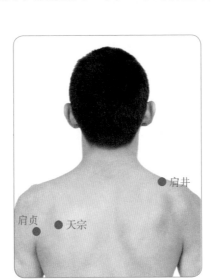

宜轻），牵拉角度最好是在患者外展障碍角度的基础上再向上抬高 10 度为宜。牵拉后患者可能出现 1～2 分钟疼痛，可急用两手对按于肩周，待疼痛缓解后两手对搓患肢 2～3 次，最后在肩部拍打几次。

单方验方

1. 威灵仙 120 克，延胡索 60 克，防风、秦艽各 30 克，5% 樟脑酒适量。上药打碎，加入 5% 樟脑酒调成膏状，外敷肩部最痛处，然后用纱布包扎，药干后再加 5% 樟脑酒调成膏状外敷，可连用 5 天。适用于肩部疼痛较重者，可即刻止痛。

2. 凤仙花根、臭梧桐、生姜、大蒜、韭菜各 200 克，共捣成汁，用文火熬成膏状，贴敷于患处。适用于肩部疼痛较重者，可即刻止痛。

热敷法

药物：生姜 500 克，大葱根 50 克，花椒 250 克，小茴香 100 克，白酒 150 克。

用法：先把生姜和葱根切碎，捣成泥浆，小茴香和花椒捣成面，然后将上述药物混在一起搅匀，置于铁锅中用文火炒热，加白酒搅和，再装入纱布袋中，敷于患处。温度以能耐受为度，上盖毛巾，再盖上棉被，使之发汗。第二天药袋用锅炒热继续用，不必换药。每晚 1 次，可即刻止痛。

药浴法

药物：伸筋草 60 克，防风、姜黄、钩藤、白芍、甘草各 30 克。

用法：加水 2000 毫升，水煎取汁 1000 毫升，滤取药液，倒入盆中，以毛巾蘸药液擦洗患处。每次 30 分钟，每天 3 次，每剂可用 2 天，10 天为 1 疗程。可作为肩周炎的辅助疗法。

食疗法

1. 归参羊肉汤：当归、党参、川芎、白芍各 10 克，桑枝、羌活各 15 克，甘草 5 克，羊肉 500 克，调料适量。将羊肉洗净切块，诸药布包，加水同炖至羊肉熟后，去药包，再加食盐、味精、葱、姜、辣椒等调味，煮沸食用。

2. 葛根桂枝苡仁粥：葛根、薏苡仁各 30 克，桂枝 15 克，粳米 60 克，盐适量。先将葛根、桂枝加适量水煮沸 30 分钟去渣取汁，再将薏苡仁、粳米放入药汁中，煮沸后用文火慢熬，至米烂粥熟时加盐调味，分 2 次温服，每日 1 剂。

生活调理

1. 注意防寒保暖，纠正不良姿势，对于经常伏案、双肩经常处于外展位工作的人，应注意调整姿势，避免长期的不良姿势造成慢性劳损和积累损伤。

2. 在发作期应避免提抬重物，减少肩部活动，可行热敷或按摩，以促进局部血液循环，缓解肌肉痉挛，减轻疼痛。坚持锻炼，每日做锥摆、爬墙、外展肩关节等活动，早日恢复肩关节的功能。

腰椎间盘突出症

腰椎间盘突出症是腰椎间盘发生退行性改变或本身存在发育上的缺陷，当受到外力时，腰椎纤维环破裂、内部的髓核突出，刺激并压迫周围的神经、血管，导致腰部及下肢坐骨神经走行部位疼痛的疾病。临床主要表现为腰部肌肉僵硬、强直，腰椎生理前凸改变，有不同程度的脊柱侧弯，患者腰部向健侧或患侧弯曲。腰部及下肢坐骨神经处放射痛，可因咳嗽、喷嚏、腹肌用力腹腔内压增大时疼痛加重，休息后减轻。

艾灸疗法

取穴：腰部夹脊穴。

操作：艾条温和灸 20～30 分钟，每日 1 次,10 次为 1 个疗程。

拔罐疗法

取穴：命门、腰阳关、环跳、委中。

操作：留罐法，委中点刺出血后留罐 3～5 分钟，隔日 1 次,5 次为 1 个疗程。

按摩疗法

取穴：阿是穴、腰阳关、肾俞、大肠俞、秩边、承扶、委中、承山。

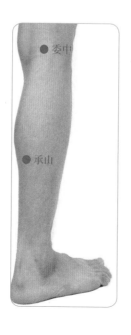

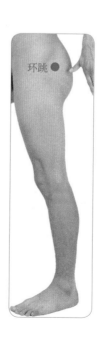

操作：患者仰卧位，用㨰、按、揉手法在患者脊柱两侧膀胱经、臀部和下肢后外侧施术 3～5 分钟，以腰部为重点，然后双手重叠用力，沿脊柱由上至下按压腰骶部，反复 2～3 遍。患者取俯卧位，用拇指或肘尖点压腰阳关、肾俞、大肠俞、秩边、承扶、委中、承山及阿是穴，然后用㨰、拿、揉、弹拨手法，沿腰部及患侧坐骨神经分布区施术 3～5 分钟，横向擦腰骶部，以透热为度。

单方验方

1. 伸筋草、鹿衔草、老鹳草各 15 克。每日 1 剂，水煎分 2 次温服。适用于缓解期患者。

2. 伸筋草、透骨草、甘草各 30 克，牛膝、川芎、地龙各 10 克，威灵仙、白芍、当归各 15 克。每日 1 剂，水煎分 3 次温服。适用于腰腿疼痛较重者，或者本病急性期。

热敷法

药物：苏木、川断、白芷、防风、附子、川乌、草乌、独活各 30 克，狗脊、赤芍、鸡血藤各 50 克。

用法：上述药物共研成细粉，用醋调湿后放于布袋内，敷于患处，上放热水袋，每日治疗 2 次，每次 20～30 分钟，每剂药物可用 3 日。可作为本病患者的辅助治疗。

食疗法

1. 三七地黄瘦肉汤：三七 12 克，生地 30 克，大枣 4 个，猪瘦肉 300 克。将上述食材放入砂锅，加适量水，大火煮沸后改小火煮 1 小时至瘦肉熟烂，放食盐适量。饮汤吃肉，隔日 1 次。

2. 杜仲核桃猪腰汤：猪肾（猪腰）1 对，大枣 2 个，杜仲 10 克，核桃肉 20 克，生姜 2 片，米酒 3 毫升。将上述食材放入砂锅，加水共煎沸后改小火炖 1 小时。饮汤吃肉，每日 1 剂。

生活调理

1. 腰椎间盘突出症在急性期应以卧硬板床休息为主，以减少椎间盘所承受的压力，有利于纤维环的修复。同时配合辨证用药，并适当地进行屈髋屈膝、伸展下肢和腰背肌功能锻炼。实践证明，"动""静"结合能提高疗效，缩短疗程。

2. 缓解期适当活动腰部，注意活动的幅度不可过大，不可强力负重。弯腰搬物时要注意正确姿势，先屈膝屈髋，再搬重物，避免腰部损伤。坚持进行倒走、挺腹、后仰等运动，注意腰及下肢部保暖。

慢性腰痛

慢性腰痛主要是由腰部肌肉、筋膜、韧带、关节囊、骨膜等软组织损伤引起，如急性腰扭伤未完全治愈，反复受伤，肌肉长期受牵伸紧张等，长期慢性的腰部软组织劳损是主要原因。慢性腰痛主要临床表现为腰部酸痛历久不愈，时轻时重，呈间歇性发作，有时可扩散至整个腰背部或臀部、大腿部，在疲劳、阴雨、受寒时加重，休息可使症状缓解。

艾灸疗法

取穴：肾俞、痞根。

操作：艾条温和灸，每穴灸 10 ～ 15 分钟，每日 1 次，10 次为 1 个疗程。

拔罐疗法

取穴：命门、腰阳关、次髎。

操作：采用留罐法，每次留罐 3 ～ 5 分钟，隔日 1 次，10 次为 1 个疗程。

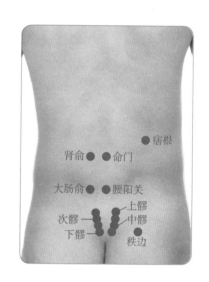

按摩疗法

取穴：肾俞、大肠俞、八髎、秩边、委中。

操作：患者取俯卧位，沿患者腰部两侧膀胱经用较重刺激的擦法上下往返 5 ～ 6 遍；然后用较重刺激按揉肾俞、大肠俞、八髎、秩边、委中，每穴 1 ～ 2 分钟；再以手掌小鱼际直擦腰背部两侧膀胱经，横向擦腰骶部，均以透热为度；最后拍击腰背部两侧骶棘肌，以皮肤微红为度。

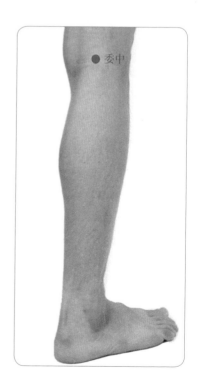

单方验方

1. 补骨脂、核桃肉各 90 克，狗脊 60 克。上药研成细末，每次 12 克，每日 2 次，温开水送服。适用于肾虚患者。

2. 桑寄生、牛膝各 15 克，续断、炒杜仲各 9 克。每日 1 剂，水煎分 2 次温服，亦可稍加黄酒服用。适用于肾虚患者兼有下肢不适者。

🔥 热敷法

药物：花椒 250 克，生姜 50 克，粗盐 500 克。

用法：将 2500 克沙子洗净，沥干，与上述药物混在一起放在铁锅里炒热，纳入一个自制的长布袋，用毛巾将布袋包好放置在腰部进行热敷。可减轻腰部疼痛。

🛁 药浴法

药物：艾绒 120 克，川椒 3 克，透骨草 30 克。

用法：上药水煎 2500 毫升，熏洗患处，每次 20 ～ 40 分钟，每日 2 次，10 次为 1 个疗程。

🍵 食疗法

1. 杜仲猪腰汤：杜仲 25 克，猪腰 250 克，生姜 10 克，精盐 5 克，料酒 15 克。将上述食材放入砂锅内，加水适量，炖 1 个小时，加少许细盐调味，饮汤食肉。

2. 猪腰汤：猪腰 2 只，核桃仁 60 克，黑豆 90 克。上述食材加适量水煮熟，加盐及葱、姜调味，饮汤食肉。

🌿 生活调理

1. 避免寒湿外邪侵袭，避免坐卧湿地、冒雨涉水，劳动出汗后及时擦拭身体，更换衣服。劳动时注意保护自己，不可强力举重，不可负重长时间行走，防止跌仆闪挫。

2. 患者不宜做长期消极的休息，应加强腰肌锻炼，以促进气血流通，增强腰背部肌肉力量，病情转轻时，应坚持练习太极拳、广播体操等。

退行性脊柱炎

　　退行性脊柱炎是指椎间盘退变狭窄、椎体边缘退变增生及小关节肥大性改变而形成的骨关节病变。本病早期症状不明显，仅有酸痛乏力，或胀痛，腰部活动略有受限，外伤、劳累、着凉、不良姿势和体位等因素能使腰痛加剧，晨起或久坐起立时常出现明显腰痛，但活动后上述症状能显著减轻甚至消失。

艾灸疗法

　　取穴：患病椎体及附近压痛点、悬钟。

　　操作：采用艾条回旋灸，在皮肤上回旋往返熏灸，每穴灸 10 ～ 15 分钟，每日 1 次，10 次为 1 个疗程。

拔罐疗法

　　取穴：肾俞、大肠俞、委中。

　　操作：采用留罐法，留罐 3 ～ 5 分钟，隔日 1 次，10 次为 1 个疗程。

按摩疗法

　　取穴：命门、腰阳关、八髎。

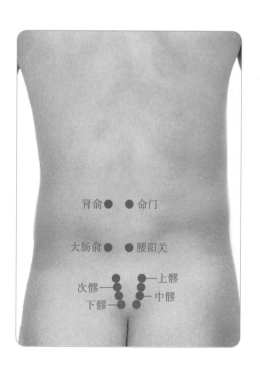

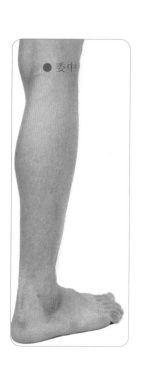

操作：患者取俯卧位，用擦法施于腰背两侧骶棘肌，自上而下反复3～5遍，然后用掌根按揉3～5遍；用拇指在腰背部疼痛的部位上做与肌纤维垂直方向的弹拨，再结合局部痛点按压命门、腰阳关、八髎；以红花油等为介质，在腰部督脉及两侧膀胱经施擦法，再横擦腰骶部，以透热为度。

单方验方

熟地黄、续断、补骨脂、桑枝、桑寄生、地龙、透骨草各20克，杜仲、牛膝、狗脊、全虫、防己、薏苡仁各15克，白芍40克，木瓜、田七各12克，甘草10克。上药用文火水煎3次，将所有药液混合均分为6分，于三餐后半小时服下，每2日服药1剂。本病患者均可应用。

热敷法

药物：独活、秦艽、防风、当归、白芍、杜仲各9克，桑寄生、茯苓、牡蛎各15克，细辛3克，川芎、牛膝、人参、木通各6克，熟地黄12克，炙甘草5克。

用法：每剂煎2次，将药渣加热至适当温度，用布袋装好，患者俯卧于床上，将药袋置于症状明显脊椎处，热敷约40～50分钟，适当翻动避免烫伤皮肤，每日1次。本病患者均可应用。

食疗法

川断杜仲猪骨汤：川断25克，杜仲30克，猪排骨500克，生姜2片。将川断、杜仲用水洗净，浸泡30分钟，然后放进瓦煲内，猪骨洗净也放入瓦煲内，加水1250毫升，先武火煲沸，再用文火煲约2小时，调入适量食盐便可食用。

生活调理

1. 注意保暖，避风寒，卧硬板床，适度加强腰部功能锻炼，但切记不可过度。
2. 避免腰部负重和长期弯腰工作。劳动时腰部宜用腰围固定，以保护腰椎的稳定性。

膝骨关节炎

膝骨关节炎是指关节软骨出现继发性和原发性退行性改变，并伴有软骨下骨质增生，从而使关节逐渐破坏及产生畸形，影响膝关节功能的一种退行性疾病。临床表现：髌骨下疼痛，可有摩擦感，上下楼梯或坐位起立时感觉明显；关节积液和肿胀反复发作；关节出现僵硬，屈伸活动范围减少。

艾灸疗法

取穴：大杼、阳陵泉。

操作：艾条温和灸，每穴灸10～15分钟，每日1次，10次为1个疗程。

拔罐疗法

取穴：梁丘、血海、阳陵泉、阴陵泉。

操作：采用留罐法，每次留罐3～5分钟，隔日1次，5次为1个疗程。

按摩疗法

取穴：鹤顶、膝阳关、膝关、膝眼、犊鼻、悬钟、三阴交。

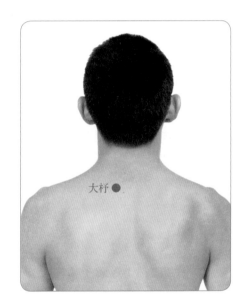

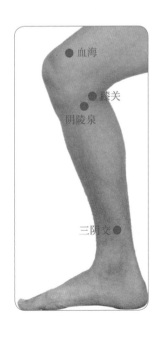

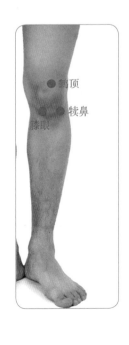

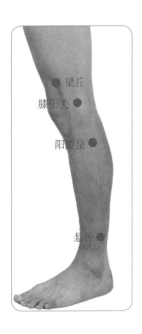

操作：患者取仰卧位。先点按鹤顶、膝阳关、膝关、膝眼、犊鼻、悬钟、三阴交，以擦法、按法、拿捏法作用于大腿股四头肌和膝髌周围，直至局部发热为度；然后用双拇指将髌骨向内推挤，同时垂直按压髌骨边缘压痛点，力量由轻逐渐加重，再用单手掌根按揉髌骨下缘，反复多次；之后做膝关节摇法，同时配合膝关节屈伸、内旋、外旋的被动活动；最后在膝关节周围使用擦法，以透热为度。

单方验方

1. 白芍 60 克，鸡血藤、枸杞各 30 克，杜仲、牛膝各 15 克。每日 1 剂，水煎分 2 次温服。本病患者均可服用。

2. 熟地、鸡血藤、威灵仙各 30 克，牛膝、肉苁蓉各 15 克。每日 1 剂，水煎分 2 次温服。本病患者均可服用。

热敷法

药物：桂枝、麻黄、制川乌、制草乌、威灵仙、秦艽、海桐皮、独活各 9 克，制玄胡、茯苓、当归各 15 克，细辛 3 克，伸筋草、忍冬藤各 30 克。

用法：上药水煎 15～20 分钟，煎 2 次，合在一起，约 500 毫升左右，待稍凉后，用湿毛巾不断湿敷或外洗膝关节，同时进行关节伸屈功能锻炼。每次 30 分钟，每日 1 次。7 天为 1 个疗程，治疗 2～4 疗程。可作为本病患者的辅助疗法。

药浴法

药物：炒艾叶、生川乌、木瓜、防风、五加皮、地龙、当归、羌活、土鳖虫、伸筋草各 30 克。

用法：加水 2000 毫升，水煎取汁 1000 毫升，滤取药液，趁热熏蒸患处。待药稍凉后，用药液冲洗并轻轻揉按患处。每天熏洗 2 次，每次 1 小时，每剂可用 6 天。

食疗法

1. 肉桂、生姜、食盐各适量，炖肉汤食用，每日 1 次。

2. 何首乌 60 克，加水煎浓汁，去渣后加粳米 100 克，大枣 3～5 枚，冰糖适量，同煮为粥，早晚食用。

生活调理

1. 局部注意保暖，避免长时间站立及长距离行走，更不要盲目地反复屈伸膝关节、揉按髌骨，尽量减少上下台阶等使膝关节屈曲负重的运动，以减少关节软骨的磨损。适度控制体重。

2. 保持乐观的心态，平时少量多次饮用牛奶，多晒太阳，必要时补充钙剂。多食芦笋、鸡蛋、大蒜、洋葱等含硫的食物，骨骼、软骨和结缔组织的修补与重建都要以硫为原料，补充它也有助于钙的吸收。

老年性骨质疏松症

老年性骨质疏松症是一种全身骨代谢障碍的退行性、系统性骨病，多由年龄过大、骨质内无机物含量增高、有机物含量减少所致。临床主要表现为腰背部疼痛，呈钝痛或剧痛，沿脊柱向两侧扩散，仰卧位时疼痛减轻，后伸时疼痛加剧，日轻夜重，弯腰、咳嗽和大便用力时疼痛加重。易发生骨折，骨折好发于椎体、股骨近端和桡骨远端。

艾灸疗法

取穴：大杼、悬钟、太溪。

操作：艾条温和灸，每穴灸 10 ～ 15 分钟，每日 1 次，10 次为 1 个疗程。

拔罐疗法

取穴：肺俞、肝俞、脾俞、肾俞。

操作：采用留罐法，每次留罐 3 ～ 5 分钟，隔日 1 次，5 次为 1 个疗程。

按摩疗法

取穴：夹脊、命门、腰阳关、志室、委中、承山、三阴交。

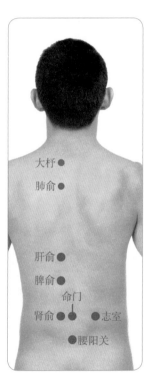

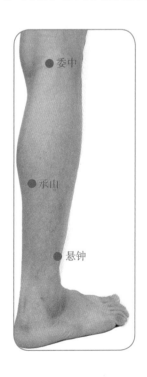

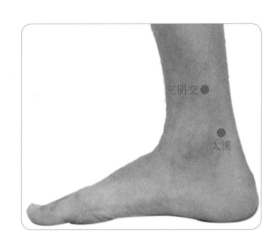

操作：患者取俯卧位，按揉背部 3 分钟；重点推背部两侧膀胱经，再以擦法施于背部两侧的膀胱经，时间 10 分钟；按揉夹脊、命门、腰阳关、志室、委中、承山、三阴交各 2 分钟；以红花油等为介质，在腰部督脉及两侧膀胱经施擦法，再横擦腰骶部，以透热为度。老年骨质疏松症患者在接受推拿治疗时切忌使用蛮力，不可用力过猛，以免造成骨折。

单方验方

1. 当归、赤芍、柴胡、茯苓、白术、牡丹皮、山栀子、川芎各 15 克，夜交藤 30 克。每日 1 剂，水煎分 2 次温服。本病患者兼有失眠者效果更佳。

2. 熟地黄、山萸肉、怀山药、泽泻、牡丹皮、茯苓各 15 克。每日 1 剂，水煎分 2 次温服。本病患者均可服用。

食疗法

1. 怀杞甲鱼汤：怀山药 15 克，枸杞 10 克，500 克甲鱼 1 只。甲鱼宰杀，去肠脏，洗净，与各用料一起炖熟，加入少许姜、盐、酒调味，即可食用。

2. 桑椹牛骨汤：桑椹 25 克，牛骨 250 克，白酒、白糖、精盐、葱、姜各适量。将桑椹洗净，加入白酒、白糖少许蒸制；另将牛骨放入砂锅内，用旺火煮沸，撇去浮沫儿，放入葱段、姜片，用文火炖煮，至牛骨发白，牛骨中钙、磷、骨胶等营养物质已溶解于汤中，捞出牛骨，加入已蒸制的桑椹，再煮 20 分钟，调味后即可饮用。

生活调理

1. 应从儿童、青少年做起，如注意合理膳食营养，多食用含钙、磷高的食品，如鱼、虾、牛奶、乳制品、骨头汤、鸡蛋、豆类、杂粮、绿叶蔬菜等。适当进行运动锻炼，

2. 戒烟酒，少喝咖啡、浓茶及含碳酸饮料，少吃糖及食盐，动物蛋白也不宜过多，晚婚、少育，哺乳期不宜过长，尽可能保存体内钙质，丰富钙库，将骨峰值提高到最大值是预防生命后期骨质疏松症的最佳措施。

踝扭伤

踝扭伤是指踝部韧带、肌腱、关节囊等软组织的损伤，但主要是指韧带的损伤，最常见外侧韧带损伤。临床主要表现为扭伤部位疼痛剧烈，关节屈伸不利，局部压痛，很快出现红肿，第二天见发青、发紫等颜色的改变，严重者出现跛行步态。根据扭伤部位分为内翻扭伤和外翻扭伤两类，以内翻扭伤多见。

艾灸疗法

取穴：阿是穴。

操作：在扭伤 24 小时后，采用艾条温和灸，每次 20～30 分钟，每日 1 次，3 次为 1 个疗程。

拔罐疗法

取穴：阿是穴、委中。

操作：选择合适的罐具，在踝关节局部阿是穴、委中用三棱针点刺 3～5 下，然后快速加拔火罐，留罐 3～5 分钟，2～3 日 1 次，3 次为 1 个疗程。

按摩疗法

取穴：承山、阳陵泉、足三里、悬钟、解溪、丘墟。

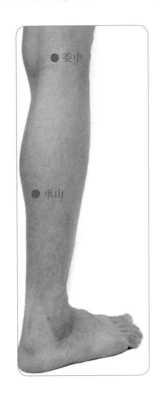

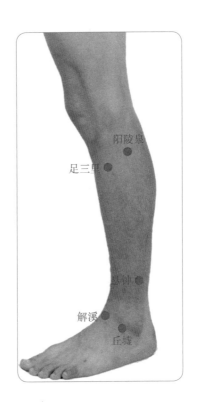

操作：采用点按法。

单方验方

1. 当归、川芎、姜黄、羌活各 20 克。上药共研末，每次取细末 6 ~ 9 克，水冲服，每日 2 次。急性期使用，减轻肿痛。

2. 大黄、透骨草各 50 克，当归、骨碎朴、山栀子各 30 克，乳香、血竭、桃仁、红花、赤芍、元胡各 20 克，田七 10 克。研为细末，局部洗净拭干后，取药粉少许加酒或醋适量，调成糊状，敷于患处，用油纸覆盖，再以绷带包扎固定。每天换药 1 次，3 天为 1 个疗程，直至肿胀疼痛消失。

热敷法

药物：透骨草 60 克，当归、香附、独活各 30 克，草乌 15 克，青盐 500 克。

用法：急性期 24 小时内，切忌热敷。急性期过后，症状进一步减轻时，可用热敷。将前 5 味药研为细末，与盐共炒，放于布包内，趁热熨敷于患处。可作为本病的辅助治疗方法。

药浴法

药物：伸筋草、透骨草各 15 克，五加皮、三棱、莪术、秦艽、海桐皮各 12 克，牛膝、木瓜、红花、苏木各 9 克。

用法：加水煎，先熏蒸后浸洗患处，每次 20 ~ 40 分钟，每日 2 次，5 ~ 7 次为 1 疗程。发病的前两天使用。

生活调理

1. 平时注意进行踝关节周围肌肉力量和本体感觉的训练。运动前进行充分的准备活动，适当减少运动量。运动时选择鞋底柔软的高帮鞋、弹力绷带或半硬的支具。

2. 踝关节扭伤后先用冷敷止血，24 小时后予以热敷，帮助瘀血消散。扭伤后踝关节限制活动，休息时适当抬高患肢以促进回流，长时间不愈者可配合踝关节周围穴位的按摩治疗。

痔 疮

痔疮是指直肠末端黏膜下和肛管皮下的静脉丛发生扩大、曲张形成的静脉团块。根据发生部位的不同可分为内痔、外痔和混合痔三种。主要临床特征为无痛性间歇性、点滴出血，外痔表现为坠痛，晚期可有痔核脱出。本病是常见肛门疾病，俗有"十人九痔"之说。

艾灸疗法

取穴：命门、腰阳关

操作：艾条温和灸，每穴灸 10 ～ 15 分钟，每日 1 次，10 次为 1 个疗程。

拔罐疗法

取穴：大肠俞、会阳、委中、承山。

操作：采用留罐法，每次留罐 3 ～ 5 分钟，隔日 1 次，5 次为 1 个疗程。

放血疗法

取穴：骶部皮肤络脉。

操作：采用刺络放血法，局部常规消毒，点刺出血后拔罐，留罐 3 ～ 5 分钟，2 ～ 3 日 1 次，6 次为 1 个疗程。

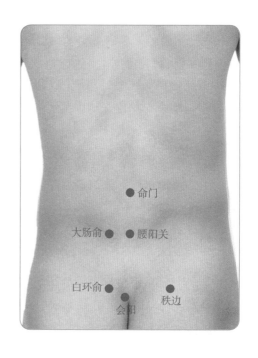

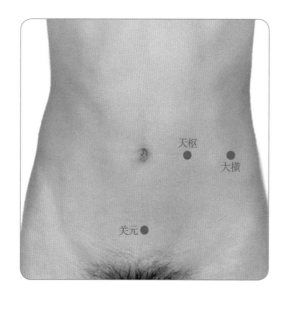

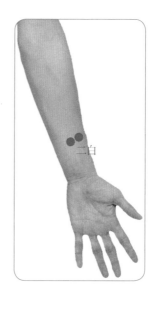

🍵 按摩疗法

取穴：天枢、关元、大横、二白、秩边、白环俞、委中、承山。

操作：患者取俯卧位，先顺时针摩腹2分钟，然后按揉天枢、关元、大横各2分钟，点按二白1分钟；患者取俯卧位，按揉秩边、白环俞各2分钟，以擦法横向擦腰骶部，以透热为度，最后点按委中、承山各1分钟。

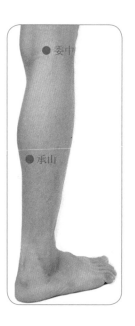

🍵 单方验方

1. 乌梅、五倍子、火麻仁、射干、炮山甲各10克，苦参15克，煅牡蛎30克。每日1剂，水煎分2次温服。适用于内痔、外痔和混合痔。

2. 滑石、槐花、槐角各15克，金银花、当归、生地黄各12克，黄连、黄芩、黄柏各10克，升麻、柴胡、枳壳各6克，甘草3克。每日1剂，水煎分2次温服。适用于内痔、外痔和混合痔。

🍵 药浴法

药物：马齿苋60克，大黄、紫草、地榆、槐花各30克，朴硝15克，田七粉6克。

用法：前6味药水煎，倒入盆中，再兑入田七粉，搅匀。趁热熏洗，待药液稍凉后再坐浴。每次30分钟，每天2次，每剂可用3天，2剂为1疗程。用于各类痔疮而伴出血者。

🍵 茶疗法

无花果叶子适量，用开水冲泡代茶饮，可连续应用。

🍵 食疗法

1. 红枣250克，红糖50克。将红枣炒焦，与红糖同放入锅中加水煎煮，吃枣喝汤，每日1剂，分3次食用，15天为1疗程。

2. 丝瓜250克，猪瘦肉200克，将丝瓜切块，猪瘦肉切片，加水适量煲汤，每日2～3次，用食盐调味，佐膳。有清热利肠、解暑除烦功效，适用于内痔便血初期。

🍵 生活调理

1. 日常注意合理饮食，避免过食油腻熏烤、生冷、辛辣的食物，避免暴饮暴食、过度饮酒，多吃含有纤维素多的蔬菜，如芹菜、菠菜、卷心菜、丝瓜等。

2. 日常养成良好的排便习惯，坚持运动锻炼如做操、跑步之类全身性运动。加强局部的功能锻炼，如提肛运动。长期从事久坐、久站、久蹲工作的人，要合理变化体位，定时活动下肢和臀部肌肉，力求劳逸适度，动静适合。

胆石症

胆石症是胆管或胆囊产生胆石而引起的以剧烈腹痛、黄疸、寒战高热等症状为主的疾病，慢性患者腹痛较轻，或者偶尔腹痛。胆石症是胆道系统中最常见的疾病之一，胆囊结石的发病率高于胆管结石，女性高于男性。一般认为，胆石形成的主要原因是胆汁代谢异常、胆道阻塞，如炎症性狭窄、胆道蛔虫、人体代谢障碍等。

艾灸疗法

取穴：胆俞、右侧胆囊穴。

操作：艾条温和灸，每穴灸 10 ～ 15 分钟，每日 1 次，5 次为 1 个疗程。

拔罐疗法

取穴：期门、日月、肝俞、阳陵泉。

操作：采用闪罐法，至局部皮肤出现瘀血斑为止，留罐 3 ～ 5 分钟，隔日 1 次，3 次为 1 个疗程。

按摩疗法

取穴：阿是穴、肝俞、胆俞、期门、日月、胆囊穴。

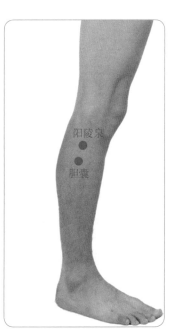

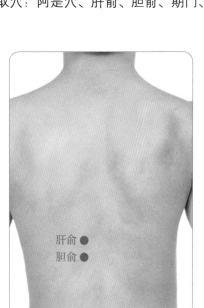

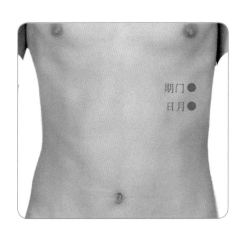

操作：患者取仰卧位，点按胆囊附近的阿是穴、胆囊穴各2分钟，按揉期门、日月各2分钟；再取俯卧位，对疼痛处的胸椎施以扳法，整复小关节错位，点按肝俞、胆俞各2分钟。最后取侧卧位，对两胁部采用擦法，以透热为度。

单方验方

1. 金钱草60～240克，水煎服，每日1剂，鲜草用量加倍，有黄疸者用量要大。

2. 玉米须、芦根各30克，茵陈15克，水煎服，每日1剂。

上二方适用于肝内胆管泥沙状结石，或胆道较小的结石在静止期内。

3. 金钱草60克，茵陈30克，广木香、郁金、黄芩、枳壳各9克。每日1～2剂，水煎分2次温服。

4. 广木香、枳壳、黄芩、大黄各9克，黄连3克。每日1～2剂，水煎分2次温服。

上二方适用于胆石症发作期及伴有胆道感染者。

热敷法

药物：白芷、杏仁、桃仁、红花、草决明各10克，山栀子、白芥子、川乌各20克，细辛5克。

用法：上述各药水煎，趁热将药渣放入布袋中，热敷肝俞、胆俞穴各10分钟，每日1次。适用于胆石症疼痛发作时。

食疗

1. 核桃面：核桃仁、冰糖各120克，香油适量。用香油炸核桃仁，与冰糖共研细面。每次60克，温开水送服，每日4次。

2. 芹菜120克洗净切碎，同粳米150克煮粥，1日内服完，有清热利胆消黄之效。

生活调理

1. 饮食应以植物油为主，膳食中食物宜采用蒸、煮、炖的方法为主，忌食过多的油炸、生冷、刺激性大的食品，适量限制糖类和含糖量高的食物摄入，少食动物内脏，多吃蔬菜水果。避免吃能够引起腹部胀气的食物与浓烈的调味品，以防胆囊的剧烈收缩而造成急性发作。

2. 改变静坐生活方式，坚持运动锻炼，保持心胸开阔，心情舒畅，保持大便通畅。

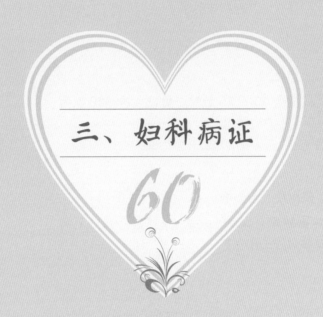

三、妇科病证

60

月经不调

月经不调是指与月经有关的疾病，包括月经的周期、经量、经色、经质的改变或伴随月经周期前后出现的某些症状为特征的多种疾病。月经不调可分为月经先期、月经后期、月经先后无定期、月经过多、月经过少、经期延长、经间期出血等。

艾灸疗法

取穴：关元、血海、三阴交。

操作：艾条温和灸，每穴灸10～15分钟，每日1次，10次为1个疗程。

拔罐疗法

取穴：天枢、气海、阴陵泉、十七椎。

操作：采用留罐法，留罐3～5分钟，隔日1次。于月经来潮前1周开始治疗，每个月经周期为1疗程。

按摩疗法

取穴：肝俞、脾俞、肾俞、次髎、腰阳关、天枢、关元、阴交、地机、三阴交。

操作：患者取仰卧位，摩腹3分钟，按揉天枢、关元、阴交各2分钟，点按地机、三阴交各2

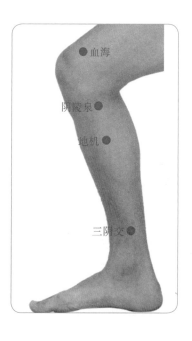

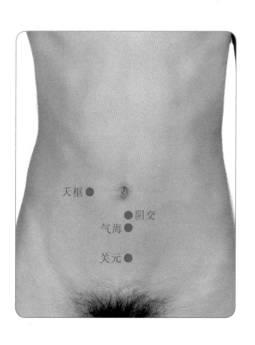

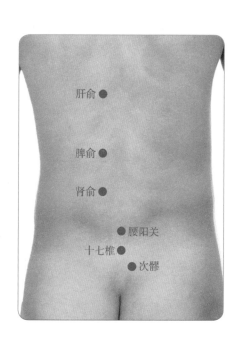

分钟。患者取俯卧位，按揉肝俞、脾俞、肾俞、次髎、腰阳关各 3 分钟，按揉腰骶部 5 分钟，最后横擦腰骶部，以透热为度。

单方验方

1. 胎盘 1 个，洗净后于瓦上焙干研末。每服 10 克，每日 2 次，开水或酒送服。适用于久病体虚者。

2. 熟地、阿胶、杜仲、续断各 12 克，当归身 15 克，桑寄生、丹参各 30 克，白芍 18 克，柴胡 6 克，陈皮、香附各 9 克，甘草 3 克。每日 1 剂，水煎分 2 次温服。适用于肝肾亏虚者。

茶疗法

老姜 13 克，红糖 60 克，红枣 60 克，马兰根 1 把，水煎，代茶饮。适用于畏寒肢冷者。

食疗法

1. 新鲜鸡蛋 2 个，艾叶 9 克，生姜 15 克，先将艾叶、生姜加水煎汤去渣，然后将熟鸡蛋去皮，放入生姜艾叶汤中再煮 10 ～ 15 分钟，趁热喝汤吃蛋。每日 1 次，5 日为 1 疗程。

2. 猪瘦肉 250 克，当归 12 克，红花 10 克，红枣 4 枚。将猪瘦肉洗净切片，当归、红花、红枣（去核）洗净。把全部用料放入锅内，加清水适量，武火煮沸后，文火煲 2 小时，调味即可食用。

生活调理

1. 注意卫生，预防感染，注意外生殖器的卫生，月经期不能进行性生活。注意保暖，避免寒冷刺激。避免过劳。经血量多者忌食红糖。防止过度节食。

2. 注意合理的饮食结构，多食用瘦肉、谷类、深绿叶蔬菜及含钙丰富的食物，不宜过食生冷。保持心情舒畅，经常参加运动锻炼，增强体质。

痛 经

痛经指行经前后或月经期出现下腹部疼痛、坠胀，伴有腰酸或其他不适，为最常见的妇科病证之一。痛经分为原发性和继发性两类，原发性痛经多见于未婚妇女，一般于来潮前数小时开始疼痛，月经开始时疼痛加重，历时数小时，有时可达数天；继发性痛经多见于已婚妇女，具有原发痛经的症状且伴有原发性疾病的病史。

艾灸疗法

取穴：神阙、十七椎、三阴交。

操作：艾条温和灸，每穴灸 10 ～ 15 分钟，每日 1 次，10 次为 1 个疗程。

拔罐疗法

取穴：关元、天枢、次髎、血海。

操作：采用留罐法，留罐 3 ～ 5 分钟，隔日 1 次。于月经来前 1 周开始治疗，每个月经周期为 1 疗程。

按摩疗法

取穴：气海、阴交、脾俞、肾俞、次髎、三阴交。

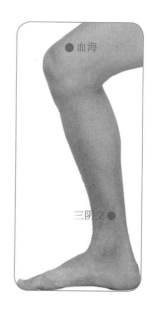

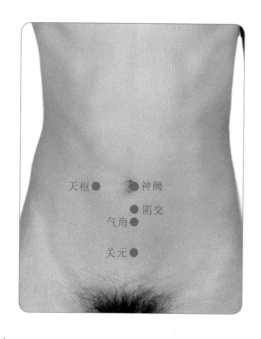

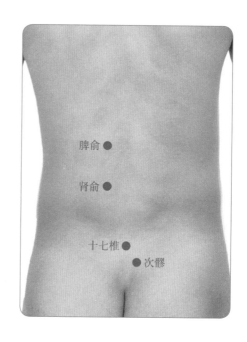

操作：患者取仰卧位，顺时针按摩小腹部 3 分钟，按揉关元、气海、阴交各 3 分钟，点按三阴交 3 分钟。患者取俯卧位，按揉肾俞、脾俞、次髎各 3 分钟，按揉承山 3 分钟，最后横擦腰骶部，以透热为度。

单方验方

1. 丹参 30 克，元胡 15 克，共研细粉备用。每服 5 克，口服 2 次。温开水送服。适用于瘀血型痛经。

2. 艾叶、炙香附各 10 克，水煎，加入红糖 1 匙，分 2～3 次温服。适用于寒性痛经。

敷贴疗法

药物：肉桂、沉香各 1 克，吴茱萸、干姜、艾叶、小茴香各 2 克，醋元胡、当归、蒲黄、五灵脂各 3 克。

用法：将上药研末，用酒调成糊状，外敷脐上，用伤湿止痛膏封固，每于经前 3 日开始外敷，每日用热水袋热敷 15～30 分钟，每 2 日换药 1 次，3 次为 1 疗程。适用于瘀血型痛经。

食疗

1. 葵花子仁 15 克，山楂干 30 克，炒焦，研末，用红糖 60 克调匀，分 2 次冲服，早晚各 1 次。于经前或月经来时服用，每个经期服 2 剂，连服 2～3 个经期。

2. 黑母鸡 1 只（约 1000 克），宰杀后去毛及内脏，洗干净，将黄芪 10 克，党参 10 克，红枣 6 枚，生姜适量放入鸡腹中，加水适量，隔水蒸，先武火，后文火，蒸烂熟后即可食用，1 周用 1 剂。

生活调理

1. 正值经期，注意腹部保暖，两足避免浸入冷水，防止寒邪内侵。同时注意生活起居，避风寒，防感冒。月经期间避免剧烈运动及过度劳累。

2. 平时要加强体育锻炼，增强体质，消除对月经的紧张、恐惧心理，解除思想顾虑，心情要愉快。平时注意营养，经前期及经期饮食宜清淡、温热，少吃生冷和辛辣等刺激性强的食物。

闭　经

闭经通常分为原发性和继发性两种。凡年过 18 岁仍未行经者称为原发性闭经；在月经初潮以后，正常绝经以前的任何时间内（妊娠或哺乳期除外），月经闭止超过 6 个月者称为继发性闭经。

艾灸疗法

取穴：关元、血海、三阴交。

操作：艾条温和灸，每穴灸 10 ～ 15 分钟，每日 1 次，10 次为 1 个疗程。

拔罐疗法

取穴：关元、归来、血海、肾俞。

操作：采用留罐法，留罐 3 ～ 5 分钟，隔日 1 次，10 次为一个疗程。

按摩疗法

取穴：关元、归来、气海、肝俞、脾俞、肾俞、命门、血海、阴陵泉、三阴交、太溪。

操作：患者取仰卧位，顺时针按摩小腹部 3 分钟，以小腹部、会阴部有热感为度，按揉关元、归来、气海各 3 分钟，点按血海、阴陵泉、三阴交、太溪各 3 分钟。患者取俯卧位，按揉肝俞、脾

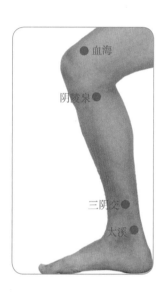

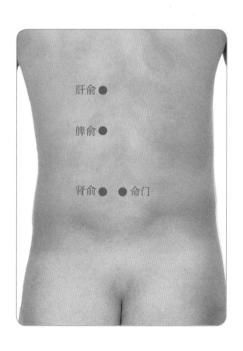

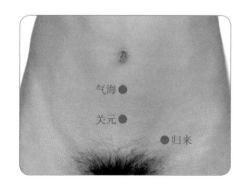

俞、肾俞、命门各 3 分钟，最后横擦腰骶部，以透热为度。

单方验方

1. 山药 90 克，鸡内金 30 克。将两味干燥，共研细末，每服 12 克，日 1 次。用糯米酒或黄酒送服。适用于脾虚型闭经。

2. 当归 12 克，丹参 15 克，白芍 9 克，熟地 30 克，菟丝子 9 克，肉苁蓉 9 克，巴戟天 9 克，淫羊藿 12 克，仙茅 9 克，鹿角胶 16 克（烊冲），阿胶 12 克（烊冲），紫河车粉 2 克（分吞）。每日 1 剂，水煎分 2 次温服。适用于肾虚型闭经。

敷贴疗法

药物：蚕沙 30 克，麝香 0.5 克，黄酒适量。

用法：先将麝香研末备用，再将蚕沙研末，用黄酒适量调成膏。用时先取麝香 0.25 克放入脐中，再取药膏填于脐上，纱布覆盖，胶布固定，2 天换药 1 次，直至痊愈。适用于瘀血型闭经。

食疗法

1. 黑木耳、胡桃仁各 120 克，红糖 240 克，黄酒适量。将木耳、核桃仁碾末，加入红砂糖拌和均匀，瓷罐装封。每服 30 克，黄酒调服，1 日 2 次。

2. 鸽肉葱姜粥：鸽肉 150 克，猪肉末 50 克，粳米 100 克，葱姜末、胡椒粉、料酒、麻油、食盐、味精各适量。将鸽肉去骨切块，放入碗内，加猪肉、葱姜末、料酒及盐，拌匀备用。粳米加水 1000 毫升，烧开后放鸽肉等共煮成粥，调入麻油、味精、胡椒粉即可。

生活调理

1. 避免精神紧张与不良刺激，适当进行体育锻炼和体力劳动，以增强体质，保证气血的正常运行。肥胖者还应控制饮食，少吃含糖、脂肪丰富的食物，以消除过度的脂肪对内分泌代谢的影响，促进月经的恢复。

2. 日常注意休息，保持充足的睡眠，养成良好的生活习惯，保持规律的性生活，养成健康科学的饮食习惯，以保证足够的营养物质的摄入。积极治疗全身的急慢性疾病，特别是胃肠道疾病、贫血及结核病等，以促进消化吸收，减少消耗。

更年期综合征

　　更年期妇女，由于卵巢功能减退，垂体功能亢进，分泌过多的促性腺激素，引起自主神经功能紊乱，从而出现一系列程度不同的症状，如月经变化、面色潮红、心悸、失眠、乏力、抑郁、多虑、情绪不稳定、易激动、注意力难于集中等，称为更年期综合征。本病多发于 40 ～ 55 岁之间的妇女。

艾灸疗法

　　取穴：关元、肾俞、三阴交。

　　操作：艾条温和灸，每穴灸 10 ～ 15 分钟，每日 1 次，10 次为 1 个疗程。

拔罐疗法

　　取穴：心俞、肝俞、脾俞、肾俞。

　　操作：采用留罐法，留罐 3 ～ 5 分钟，隔日 1 次，10 次为 1 个疗程。

按摩疗法

　　取穴：百会、太阳、风池、肩井、膻中、中脘、关元、肝俞、脾俞、肾俞、命门、血海、阴陵泉、太溪。

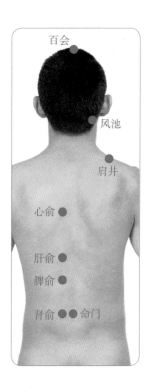

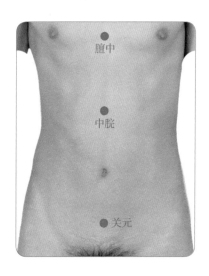

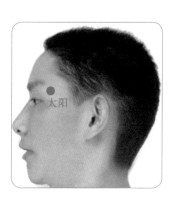

操作：患者取仰卧位，摩腹 3 分钟，按揉膻中、中脘、关元各 2 分钟，按揉血海、阴陵泉、太溪各 3 分钟。患者取俯卧位，按揉肝俞、脾俞、肾俞、命门各 2 分钟，擦背部督脉和膀胱经，以透热为度。患者取坐位，拿风池及颈部 2 分钟，用五指拿头顶（由前发际向后发际移动），约 5 ～ 10 次，分抹前额、目眶及两旁鼻翼 5 ～ 10 次，按揉太阳、百会各 1 分钟，最后拿肩井 5 ～ 10 次。

单方验方

1. 仙茅、淫羊藿各 20 克，熟地、山药、党参、菟丝子、山萸肉各 15 克。每日 1 剂，水煎分 2 次温服。适用于肾虚型患者。

2. 枣仁、麦冬、白芍、白薇、丹参各 9 克，黄连 3 克，龙骨 15 克。每日 1 剂，水煎分 2 次温服。适用于心肾不交型患者。

敷贴疗法

药物：熟地 30 克，生地、山萸肉各 20 克，茯苓、泽泻各 25 克，丹皮、夜交藤各 15 克，川断、补骨脂、桑寄生各 10 克。

用法：共研为末，取适量黄酒调为糊状，敷于脐中，妥善固定，2 天换药 1 次，10 天为 1 疗程。适用于肾虚型更年期患者。

食疗法

1. 百合 30 克，生地 15 克，枣仁 10 克，粳米 100 克。前三味加水煎，去渣取药汁，把粳米加入药汁中煎煮，每日 2 次，温热服食。

2. 枸杞子 10 克，猪瘦肉 100 克，熟冬笋 30 克。将猪肉、冬笋切丝。锅内放猪油烧热，投入肉丝、竹笋丝、枸杞爆炒至熟，加食盐、酱油、味精调味。每日 1 次，佐餐食用。

生活调理

1. 保持心情舒畅以及乐观开朗的心态，生活中劳逸结合和心理调适，解除思想顾虑和紧张情绪。不要熬夜。饮食应清淡，少吃含糖、脂肪高的食物，辛辣、酒类、咖啡类刺激性的食物也应少食。

2. 经常参加体育锻炼，增强体质。若有其他慢性疾病时，应积极治疗，平时月经不规律或情绪不稳定者，应定时体检及妇科检查。

卵巢早衰

卵巢早衰是指多种原因导致卵巢功能低下甚至过早衰竭致使女性于40岁之前出现闭经，以促卵泡激素和黄体生成素升高，而雌激素降低为特征。常伴有潮热、性腺功能减退表现，如盗汗、便秘、脱发、阴道干燥、性生活痛、性欲下降、甲状腺功能低下、泌尿系感染、体重增加、焦虑、多疑等症状。

艾灸疗法

取穴：关元、命门、三阴交。

操作：艾条温和灸，每穴灸10～15分钟，每日1次，10次为1个疗程。

拔罐疗法

取穴：天枢、气海、肾俞、血海。

操作：采用留罐法，留罐3～5分钟，隔日1次，10次为1个疗程。

推拿疗法

取穴：命门、志室、气海俞、腰阳关、气海、关元、血海、三阴交、太溪。

操作：患者取仰卧位，摩腹3分钟，按揉气海、关元各2分钟，点揉血海、三阴交、太溪穴各3分钟。患者取俯卧位，先搓揉腰骶部5分钟，然后点按命门、志室、气海俞、腰阳关各2分钟，

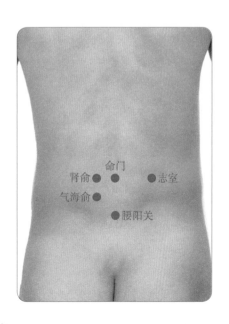

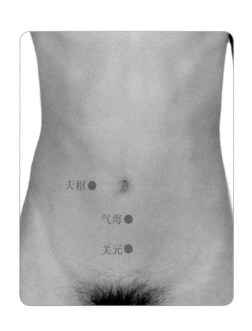

最后横擦腰骶部，以透热为度。

单方验方

1. 黄精、熟地、山药、覆盆子各 15 克，山茱萸、龟甲、紫河车粉各 10 克，女贞子 30 克，菟丝子 20 克，陈皮 6 克。每日 1 剂，水煎分 2 次温服。

2. 补骨脂 30 克，淫羊藿、杜仲、白芍、当归各 15 克，仙茅、枸杞子、熟地各 20 克，菟丝子、山茱萸各 25 克，川芎 10 克，甘草 5 克。每日 1 剂，水煎分 2 次温服。

以上两方交替使用，每方服用 15 天。

食疗法

1. 猪骨 500 克，党参、茯苓、白芍、黄芪、白术各 10 克，肉桂 3 克，熟地、当归各 15 克，炙甘草、川芎各 6 克，姜 30 克，葱、花椒、料酒各适量，煮汤食用。

2. 荷叶、薏米、粳米各 15 克，陈皮 10 克。先煮薏米、陈皮、粳米，煮熟后再放荷叶，煮出荷叶的清香味时即可食用，不宜煮太长时间。

生活调理

1. 建立科学的生活方式，合理安排生活节奏，做到起居有常、睡眠充足、劳逸结合，善于调节情绪，保持心情舒畅，日常坚持锻炼、增强体质。

2. 注意合理饮食，保证摄入足够的营养成分，适当多吃一些含有优质蛋白质、B 族维生素、叶酸、铁、钙等营养物质的食物，如鸡蛋、猪肝、牛奶、豆类及其制品、新鲜蔬菜、蘑菇、木耳、海带、鱼类等。同时还要保持饮食清淡，避免太过油腻、过咸、过甜。

乳腺增生

乳腺增生是指乳腺上皮和纤维组织增生，乳腺组织导管和乳小叶在结构上的退行性病变及进行性结缔组织的生长，表现为乳房的不同部位单发或多发地生长一些肿块，质地柔软，边界不清，可活动，常伴有不同程度的疼痛。尤其在月经前、劳累后或是生气等情绪波动时，肿块增大，疼痛加重，而在月经后肿块明显缩小，疼痛减轻。其发病原因主要是内分泌失调。

🔥 艾灸疗法

取穴：肩井、三阴交。

操作：艾条温和灸，每穴灸 10～15 分钟，每日 1 次，10 次为 1 个疗程。

🫙 拔罐疗法

取穴：膻中、天宗、肝俞、血海。

操作：采用留罐法，每次留罐 3～5 分钟，隔日 1 次，10 次为 1 个疗程。

☕ 推拿疗法

取穴：膈俞、肝俞、脾俞、足三里、太冲。

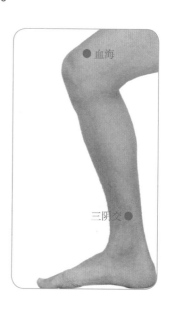

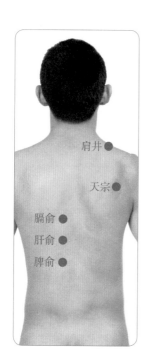

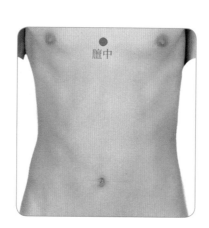

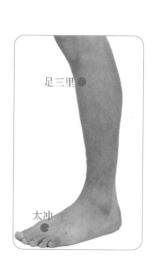

操作：患者取仰卧位，采用捏法、拿法、揉法围绕患乳周围由轻至重均匀施术（勿用猛力），使力量从外围向中央渗透，对增生的结节重点施术 3 ～ 5 秒钟；按揉足三里、太冲各 3 分钟。患者取俯卧位，按揉背部膀胱经和督脉，如有条索状物，应重点弹拨和按揉，约 10 分钟；由脊柱中心沿肋间两侧分推 3 ～ 5 次，点按膈俞、肝俞、脾俞各 2 分钟；在督脉及两侧膀胱经施擦法，以透热为度。

单方验方

1. 露蜂房、半枝莲、山慈菇、山豆根各等量，共研细末，炼蜜为丸，每丸重 6 克。每次服 1 丸，每天服 2 次，3 个月为 1 疗程。适用于瘀热型患者。

2. 柴胡、赤芍、白芍、青皮、陈皮、乳香、没药各 9 克，炒香附、五灵脂、白术、昆布各 12 克，夏枯草、鹿角霜、牡蛎各 30 克，海藻、茯苓、当归、天门冬各 15g。每日 1 剂，水煎分 2 次温服。适用于气滞血瘀型患者。

热敷法

红花 150 克，分 3 次布包蒸熟，热敷患处。可作为本病的辅助疗法。

茶疗法

老鹳草（干或鲜品）30 ～ 60 克，水冲当茶饮，每日 2 ～ 3 次，30 ～ 60 天为 1 疗程，月经期照常服用。

食疗法

1. 玫瑰花 6 克，蚕豆花 10 克，洗净放入茶杯中，加开水冲泡，盖上茶杯盖，焖 10 分钟即成。代茶饮，或当饮料，早晚分服。

2. 白萝卜 200 克洗净，切成细丝，用精盐 2 克拌匀。将海蜇丝 100 克切成丝，先用凉水冲洗，再用冷水漂清，挤干水后与萝卜丝一起放入碗内拌匀。在锅内放植物油 50 毫升烧热，放入葱花 3 克炸香，趁热倒入碗内，加白糖 5 克，麻油 10 毫升拌匀即成，佐餐食用。

生活调理

1. 由于各种乳腺病的发生与人体内分泌失调有密切关系，受人的情绪影响很大，所以要预防乳腺病，就要做到心胸开阔、精神愉快，注意修身养性，遇事冷静处理，不怒不躁。

2. 注意饮食调节，少食辛辣厚腻之物。中年以上妇女经久不愈，且加重者，应提高警惕，定期到医院检查，防止癌变。

慢性盆腔炎

慢性盆腔炎是指女性盆腔生殖器官及其周围的结缔组织、盆腔腹膜发生的慢性炎症性病变。临床表现为下腹部疼痛，痛连腰骶，可伴有低热起伏，易疲劳，劳累易复发，带下增多，月经不调，前期量多，痛经，肛门坠痛，如双侧输卵管发生阻塞，可有继发性不孕等。如身体抵抗力减弱，容易反复发作，缠绵难愈，影响妇女身心健康。

艾灸疗法

取穴：次髎、关元、三阴交。

操作：艾条温和灸，每穴灸 10 ～ 15 分钟，每日 1 次，10 次为 1 个疗程。

拔罐疗法

取穴：水道、中极、命门、腰阳关。

操作：采用留罐法，每次留罐 3 ～ 5 分钟，隔日 1 次，10 次为 1 个疗程。

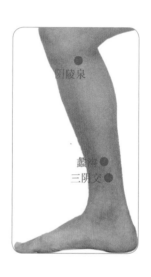

按摩疗法

取穴：肾俞、次髎、腰阳关、气海、关元、阴陵泉、三阴交、蠡沟。

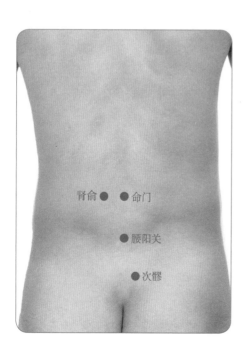

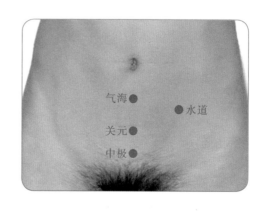

操作：患者取仰卧位，按摩小腹部3分钟，按揉气海、关元各2分钟，点按阴陵泉、蠡沟、三阴交3分钟。患者取俯卧位，擦腰骶部，点按肾俞、次髎、腰阳关各2分钟，横擦腰骶部，以透热为度。

单方验方

1.当归12克，丹参15克，制乳香、没药各2克。每日1剂，水煎分2次温服。适用于瘀血型患者。

2.柴胡、黄芩、川楝子、蒲黄、元胡各9克，败酱草24克，山楂炭12克。每日1剂，水煎分2次温服。适用于气滞血瘀型患者。

热敷法

药物：羌活、独活各30克，生川乌20克，艾叶、白芷各15克，花椒、肉桂各10克。

用法：共研碎为末，装入布袋中，蒸热后热敷于下腹部，凉了再换，每次30分钟。可作为本病的辅助疗法。

药浴法

药物：三棱、莪术、鸡血藤各50克，川楝子、荔枝核、透骨草、败酱草、鱼腥草、小茴香、丹参、红花、桂枝各30克，白芷、香附、元胡各20克。

用法：加水2000毫升，水煎取汁1000毫升，滤取药液。倒入蒸桶内熏蒸。每次30分钟，每日2次，1个月为1疗程。作为本病的辅助疗法。

食疗法

1.生姜大枣粥：鲜生姜12克，大枣6枚，粳米90克，生姜洗净后切碎，用大枣、粳米煮粥。每日2次，做早晚餐服用。

2.生地粳米粥：生地30克，粳米30～60克，将生地洗净切片，用清水煎煮2次，共取汁100毫升。把粳米煮粥，待八成熟时入药汁，共煮至熟。食粥，可连服数日。

生活调理

1.注意个人卫生，尤其是产后及经期卫生，勤换内裤，清洗外阴，保持外阴清洁。经期和产后60天内，禁止性交。性生活前，夫妻双方均应清洗外阴，防止将病菌、霉菌、滴虫等病原体带入阴道。

2.要加强营养，注意休息，调节情志，避免精神刺激，保持心情舒畅。平时注意锻炼身体，促进血液循环，增强身体素质和抗病能力。

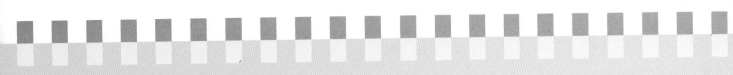

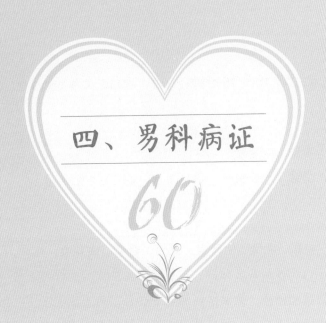

四、男科病证

60

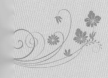

前列腺炎

前列腺炎是指前列腺特异性和非特异感染所致的急慢性炎症，多引起全身或局部症状。临床表现包括排尿不适、局部症状、放射性疼痛、性功能障碍及其他伴随症状。

艾灸疗法

取穴：关元、然谷。

操作：艾条温和灸，每穴灸 10 ～ 15 分钟，每日 1 次,10 次为 1 个疗程。

拔罐疗法

取穴：气海、肾俞、次髎、阴陵泉。

操作：采用留罐法，留罐 3 ～ 5 分钟，每日 1 次，7 次为 1 个疗程。

按摩疗法

取穴：百会、关元、中极、曲骨、阴陵泉、太溪、肾俞、膀胱俞、命门。

操作：患者取仰卧位，点按百会 2 分钟，按揉关元、中极、曲骨各 2 分钟，摩小腹部 2 分钟，按揉阴陵泉、太溪、照海各 2 分钟。患者取俯卧位，以拇指自上而下推腰部脊柱两侧之骶棘肌，反复操作 2 分钟，然后按揉肾俞、膀胱俞、命门各 2 分钟，最后横向掌擦腰骶

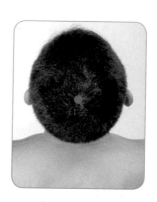

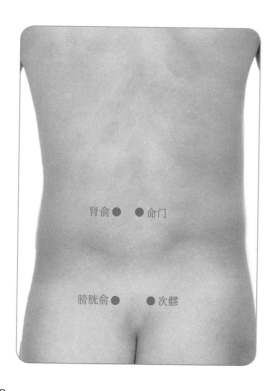

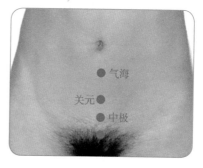

部，以透热为度。

单方验方

1. 蒲公英 30 克，野菊花、草薢各 15 克，升麻、赤芍各 12 克，红花 9 克。每日 1 剂，水煎分 2 次温服。适用于瘀血、湿热患者。

2. 巴戟天、瞿麦、川牛膝各 12 克，淫羊藿、菟丝子、枸杞子、川芎各 15 克，仙茅、黄柏、桔梗各 10 克，白花蛇舌草 30 克，蒲公英 20 克，桂枝 7 克，丹参 24 克，琥珀末 2 克（冲服）。每日 1 剂，水煎分 2 次温服。适用于肾虚型患者。

敷贴疗法

药物：麝香 0.15 克，白胡椒 7 粒。

用法：上药分别研细末为 1 次药量，用时先以温水将肚脐洗净擦干，将麝香粉倒入脐内，再把胡椒面盖在上面，盖以纱布，外用胶布固定，四周贴紧，以免药粉漏出。每隔 7～10 天换药 1 次，10 次为 1 疗程。适用于慢性前列腺炎。

药浴法

药物：野菊花、苦参、马齿苋、败酱草各 30 克，元胡 15 克，当归 12 克，槟榔 10 克。

用法：加水 2000 毫升，水煎取汁 1000 毫升，滤取药液。每晚坐浴半小时。

茶疗法

向日葵茶：每日取去掉籽的干向日葵盘 15 克，用凉水将干向日葵盘洗净，放入锅中，加适量水，煎煮 5 分钟，代茶饮。

食疗法

1. 墨鱼 200 克，桃仁 10 克。将墨鱼洗净切片，与桃仁同入锅，加水适量煮，熟后食墨鱼饮汤。

2. 鲫鱼 1 条，生黄芪 60 克。鲫鱼宰杀好，生黄芪用粗纱布包好，二者放入锅内水煮，煮至鱼熟，取黄芪加作料即可食鱼喝汤。

生活调理

1. 生活起居有常，早睡早起，按时间作息，不熬夜，不睡懒觉，多饮水，不憋尿，以保持尿路通畅。避免久坐，避免长时间骑自行车、开车，坚持运动锻炼，保持心情愉悦。

2. 注意性生理与性心理，不追求性刺激，避免手淫，性生活有规律，不能忍精不射或中断射精。

前列腺增生症

前列腺增生症，又称前列腺肥大，是前列腺的一种良性病变。其发病原因与人体内雄激素与雌激素的平衡失调有关。前列腺增生主要表现为两组症状，一类是膀胱刺激症状，表现为尿频、尿急、夜尿增多及急迫性尿失禁；另一类是因增生前列腺阻塞尿路产生的梗阻性症状，表现为排尿无力、尿线变细和尿滴沥，血尿，尿潴留。

艾灸疗法

取穴：神阙、关元、太溪。

操作：艾条温和灸，每穴灸 10 ～ 15 分钟，每日 1 次，10 次为 1 个疗程。

拔罐疗法

取穴：肾俞、膀胱俞、气海、血海。

操作：采用留罐法，留罐 3 ～ 15 分钟。隔日 1 次，10 次为 1 个疗程。

按摩疗法

取穴：阴交、中极、阴陵泉、三阴交、然谷、肾俞、膀胱俞、次髎。

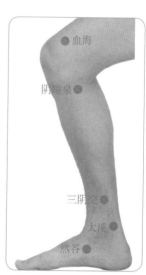

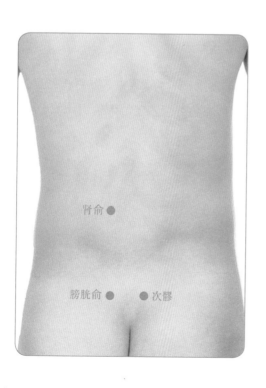

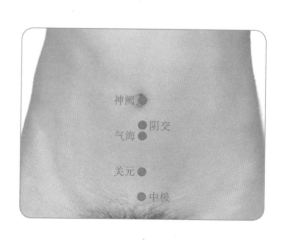

操作：患者取仰卧位，摩小腹部 3 分钟，按揉阴交、中极各 2 分钟，点按阴陵泉、三阴交、然谷各 2 分钟。患者取俯卧位，摩揉腰骶部 3 分钟，点按肾俞、膀胱俞、次髎各 2 分钟，最后横擦腰骶部，以透热为度。

单方验方

1. 熟地、鳖甲、毛冬青、海藻、昆布各 30 克，牛膝、补骨脂、丹参、当归、夏枯草各 15 克，柴胡、浙贝各 10 克。每日 1 剂，水煎分 2 次温服。适用于肾虚为主的患者。

2. 党参、黄芪各 30 克，白术 10 克，茯苓、巴戟天、山药、海藻、昆布、橘核各 15 克。每日 1 剂，水煎分 2 次温服。适用于脾虚为主的患者

敷贴疗法

药物：蒲公英、瞿麦、龙胆草、车前子、菟丝子各 30 克，王不留行、穿山甲各 20 克，升麻 6 克，白胡椒 10 克，麝香 1 克。

用法：上药共研为细末，过筛，装瓶密封备用。临用时取药末 10 克，以温水调和成团涂于神阙穴，外盖纱布，用胶布固定，3 天换药 1 次，10 次为 1 疗程。适用于小便不利、尿频者。

药浴法

药物：大黄、毛冬青、忍冬藤各 30 克，红花 10 克，吴茱萸 15 克。

用法：加水 2000 毫升，水煎取汁 1000 毫升，滤取药液，温水坐浴。每日 1 次，每次 30 分钟。作为本病的辅助疗法。

食疗法

1. 桂浆粥：肉桂 5 克，车前草 30 克，粳米 50 克，先煎肉桂、车前草，去渣取汁，再加入粳米煮熟后加适量红糖，空腹服。

2. 利尿黄瓜汤：黄瓜 1 条，瞿麦 10 克，味精、盐、香油适量。先煎瞿麦，去渣取汁，再重煮沸后加入黄瓜片，加入调料食用。

生活调理

1. 积极锻炼身体，增强抗病能力，劳逸结合，避免劳累、久坐久卧及受寒着凉。多吃新鲜蔬菜和水果，禁饮烈酒、咖啡，不食辛辣刺激性食物。经常坚持热水坐浴。

2. 放松心情，避免情绪焦虑、紧张，日常不宜憋尿，性生活要适度，不纵欲也不要禁欲。

阳 痿

阳痿又称勃起功能障碍，是指在性生活时，阴茎不能勃起或勃起不坚，或者虽然有勃起且有一定程度的硬度，但不能保持性交的足够时间，因而妨碍性交或不能完成性交。阳痿可分为原发性与继发性两类：从未能进行性交的阳痿为原发性阳痿，而原先性生活正常，后来出现勃起障碍者为继发性阳痿。偶尔暂时的不能勃起则属于正常现象。

艾灸疗法

取穴：神阙、关元。

操作：艾条温和灸，每穴灸 10 ～ 15 分钟，每日 1 次，10 次为 1 个疗程。

拔罐疗法

取穴：气海、大赫、肾俞、命门。

操作：采用留罐法，留罐 3 ～ 15 分钟，隔日 1 次，10 次为 1 个疗程。

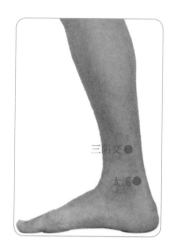

按摩疗法

取穴：肓俞、阴交、中极、肾俞、志室、腰阳关、三阴交、太溪。

操作：患者取仰卧位，摩小腹部 3 分钟，按揉肓俞、阴交、中极各 2 分钟，点按三阴交、太溪

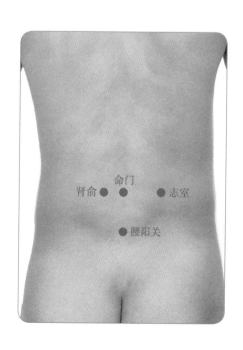

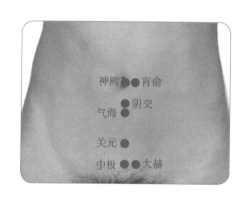

各 3 分钟。患者取俯卧位，擦揉腰骶部 3 分钟，按揉肾俞、志室、腰阳关各 3 分钟，最后横擦腰骶部，以透热为度。

单方验方

1. 枸杞仙灵饮：枸杞、淫羊藿各 10 克，用开水浸泡 15 分钟后代茶饮，每日数次。

2. 人参 30 克，巴戟天 30 克，肉桂 9 克，炒枣仁 15 克，远志 6 克，茯神 3 克，高良姜 3 克，附子 3 克，柏子仁 6 克，黄芪 15 克，当归 9 克，菟丝子 6 克。每日 1 剂，水煎分 2 次温服。

敷贴疗法

药物：巴戟天、淫羊藿、金樱子、胡芦巴各 10 克，阳起石 15 克，柴胡 6 克。

用法：上药共研细末，装入细长的布带中，将药带系于少腹部。5 ～ 7 天换药 1 次，3 ～ 5 次为 1 疗程。治疗时，如出现局部皮肤瘙痒、疱疹等症状时，应停止使用。适用于肾虚患者。

药浴法

药物：蛇床子、韭菜子各 30 克，胡芦巴、肉桂、丁香各 15 克。

用法：上药加水 4000 毫升，浸泡半小时后水煎至 2500 毫升。先熏后浸泡阴囊，每晚睡前 1 次，每次 20 ～ 30 分钟。每剂药夏天使用 2 天，冬季可使用 4 ～ 5 天。可作为本病的辅助疗法。

食疗法

1. 枸杞子蒸鸡：宁夏枸杞子 15 克，子母鸡 1 只，料酒、胡椒面、生姜、葱、味精、食盐各适量。将鸡去毛和内脏，洗净；枸杞子装入鸡腹内，入砂锅后加水及葱、姜、料酒，可蒸可煮。佐餐服食。每日 1 剂，连服 15 天。

2. 羊肾巴戟锁阳汤：羊肾 6 只，淫羊藿、锁阳各 15 克，巴戟 30 克，生姜 6 克，精盐、黄酒各适量，将羊肾洗净去筋膜臊腺，巴戟天、新鲜锁阳、淫羊藿、生姜洗净后与羊肾一同放入砂锅，加适量清水，用大火煮沸后转用小火炖 2 小时，加精盐和黄酒调味食用。

生活调理

1. 充分了解性知识，认识精神因素对性功能的影响。不能因为一两次性交失败而沮丧担忧，缺乏信心；夫妻双方要增加感情交流，消除不和谐因素，默契配合，女方应关怀、爱抚、鼓励丈夫，尽量避免流露不满情绪，避免给丈夫造成精神压力；性交时思想要集中，特别是在达到性快感高峰即将射精时，更要思想集中。

2. 注意生活要有规律，积极从事体育锻炼，增强体质，并且注意休息，防止过劳。保持心情舒畅，努力营造好温馨、良好的家庭氛围和幽静的性生活环境。戒烟、限酒，合理饮食。

早　泄

早泄是指射精发生在阴茎进入阴道之前，或进入阴道中时间较短，在女性尚未达到性高潮，而男性的性交时间短于 2 分钟，提早射精而出现的性交障碍。早泄的类型可分为器质性和非器质性，导致早泄的原因主要可以分为心理和生理两大类。

艾灸疗法

取穴：关元、太溪。

操作：艾条温和灸，每穴灸 10 ～ 15 分钟，每日 1 次，10 次为 1 个疗程。

拔罐疗法

取穴：神阙、肾俞、次髎、膀胱俞。

操作：采用留罐法，留罐 3 ～ 5 分钟，隔日 1 次，10 次为 1 个疗程。

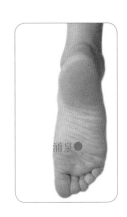

按摩疗法

取穴：肓俞、气海、中极、三阴交、太溪、涌泉、肾俞、命门、志室。

操作：患者取仰卧位，摩小腹 3 分钟，按揉肓俞、气海、中极各 2 分钟，点按三阴交、太溪、涌泉各 2 分钟。患者取俯卧位，按揉腰骶部 3 分钟，点按肾俞、命门、志室各 2 分钟，最后横擦腰

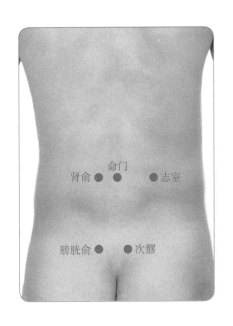

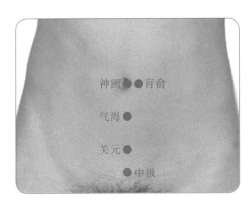

骶部，以透热为度。

单方验方

1. 知母、黄柏、金樱子、枸杞子各 10 克，五味子 6 克。每日 1 剂，水煎分 2 次温服。适用于阴虚火旺者。

2. 生地黄、山萸肉、山药、知母、黄柏、泽泻、丹皮、金樱子、沙苑蒺藜各 10 克，龙骨、牡蛎各 30 克。每日 1 剂，水煎分 2 次温服。适用于肾虚患者。

热敷法

药物：艾叶、新鲜大葱各 500 克。

操作：将上药捣烂炒热装入布袋内，放置于患处，其上再加热水袋热熨 1～2 小时。适用于肾虚患者。

敷贴疗法

药物：白芷、露蜂房各 10 克。

用法：先将二药烘干发脆，共研为细末，用米醋适量，把药粉调成药饼状。将药饼敷肚脐上，外用胶布固定，1～3 日 1 次，连用 5 次。作为本病的辅助疗法。

食疗法

1. 枸杞猪腰粥：枸杞子 10 克，猪肾 1 个，粳米 100 克，葱、姜、食盐少许，同煮成粥食用。

2. 芡实茯苓粥：芡实 15 克，茯苓 10 克，大米适量。将芡实、茯苓捣碎，加水适量，煎至软烂时再加入淘净的大米，继续煮烂成粥。1 日分顿食用，连吃数日。

生活调理

1. 平时避免手淫，节制房事，调整自己的情绪，消除因为担心女方会怀孕，或者是担心自己的性器官太小、性能力不够等而引起的紧张、自卑与恐惧的心理，性生活时要做到放松。

2. 平时多运动锻炼，增强体质，注意充足的睡眠。注重饮食调理，控制体重，不可过量饮酒、浓茶、咖啡等刺激性食品，少食辛辣、刺激、燥热过度的食品，以及生冷性寒、损伤阳气的食品。

遗　精

遗精是指不因性交而精液自行泄出的病证，有生理性与病理性的不同。可见于包茎、包皮过长、尿道炎、前列腺疾患等。主要表现是非性交时发生精液外泄，一夜2～3次或每周2次以上，或在清醒时精液自行滑出，伴精神萎靡、头晕耳鸣、失眠多梦、神疲乏力、腰膝酸软、记忆力减退等。

艾灸疗法

取穴：关元、太溪。

操作：艾条温和灸，每穴灸10～15分钟，每日1次，10次为1个疗程。

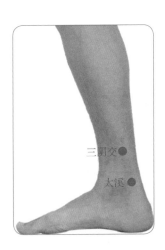

拔罐疗法

取穴：神阙、中极、肾俞、命门。

操作：采用留罐法，留罐10～15分钟，每日1次，10次为1个疗程。

按摩疗法

取穴：肓俞、大赫、阴交、曲骨、三阴交、太溪、涌泉、心俞、肾俞、志室。

操作：患者取仰卧位，摩小腹部3分钟，按揉肓俞、大赫、阴交、曲骨各2分钟，点按三阴交、

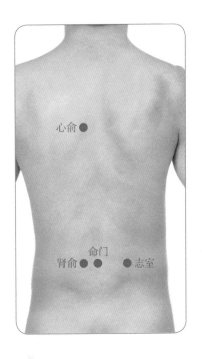

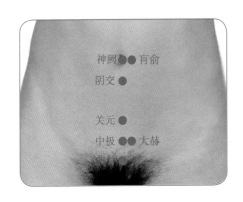

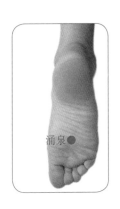

太溪、涌泉各 3 分钟。患者取俯卧位，按揉腰骶部 3 分钟，点按心俞、肾俞、志室各 2 分钟，最后自上而下擦腰骶部，以透热为度。

单方验方

1. 熟地 30 克，茯神、远志、莲须、巴戟天各 9 克，栀子、牡丹皮各 6 克，炒枣仁、龙骨、牡蛎、山药、金樱子各 12 克，甘草 3 克。每日 1 剂，水煎分 2 次温服。适用于肾虚患者。

敷贴疗法

药物：五倍子 20 克。

用法：五倍子研成细末，用时取适量，用醋调成膏状，将药膏敷于脐中，外用胶布固定。每晚临睡前换药 1 次，10 天为 1 疗程。可作为本病的辅助疗法。

药浴法

药物：黄连、肉桂各 6 克，知母、黄柏、五倍子、菟丝子各 12 克，仙鹤草、煅牡蛎、煅龙骨各 30 克。

用法：加水 2000 毫升，水煎取汁 1000 毫升，滤取药液。趁热熏洗会阴、阴囊，每日 2 次。临睡前取药液加温浸洗两足。可作为本病的辅助疗法。

食疗法

1. 虫草炖甲鱼：取甲鱼约 1000 克，冬虫夏草 10 克，红枣 20 克，鸡清汤 1000 克。将甲鱼宰杀后，切成 4 大块，放火锅中煮沸，捞出洗净；将虫草洗净；用开水浸泡红枣；将甲鱼放入汤碗中，再放入虫草、红枣，加料酒、盐、葱、姜、蒜和鸡清汤，上笼蒸熟后取出即成。

2. 山药枸杞粥：山药 100 克，枸杞子 25 克，大米 250 克。先将山药研成粒，加冷水 1500 毫升调匀，再入枸杞子，文火煎熬至大米变烂即可食用。每日 1 次，每次 1 小碗即可。

生活调理

1. 避免接触放射性物质、高温及毒物，改变易使睾丸温度升高的生活习惯如长时间骑自行车、泡热水澡、穿牛仔裤。平时避免手淫，节制房事，避免不良刺激。

2. 注意个人卫生，防止男性生殖系统感染，改变不良的习惯，戒烟戒酒，不要吃过于油腻、刺激性的食物。坚持运动锻炼，增强体质。

精子减少症、精液不液化症

精子减少症是指排出的精液的精子计数低于 2 000 万 / 毫升的一种疾病，临床上常伴有精子活率低，前向运动能力差以及精子畸形率高等改变，此时称之为少弱精子症。精液不液化指精液排出体外超过 30 分钟仍呈胶冻状。

艾灸疗法

取穴：命门、肾俞、关元、太溪。

操作：艾条温和灸，每穴灸 10 ～ 15 分钟，每日 1 次，10 次为 1 个疗程。

拔罐疗法

取穴：关元、气海、肾俞、命门、腰阳关。

操作：采用留罐法，留罐 3 ～ 5 分钟，隔日 1 次，10 次为 1 个疗程。

按摩疗法

取穴：神阙、气海、关元、三阴交、太溪、肾俞、志室、命门、八髎穴。

操作：拇指按揉神阙、气海、关元各 2 分钟，摩下腹部 3 分钟，掌振关元 8 分钟，点按三阴交、太溪 3 分钟。患者俯卧位，按揉肾俞、志室、命门、八髎穴 3 分钟，横擦腰骶部 4 分钟，双掌竖擦

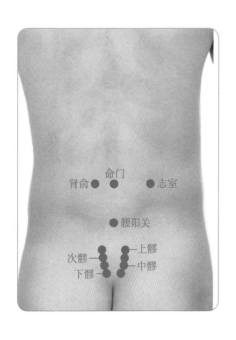

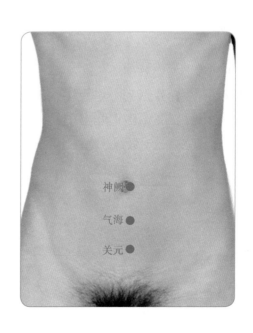

八髎5分钟，以透热为度。

单方验方

1.熟地黄20克，山药、菟丝子各15克，枸杞子、杜仲、当归、鹿角胶各10克，远志、石菖蒲、熟附子各9克，小茴香、肉桂各6克。水煎2次分2次服，每日1剂。

2.炒蜂房、淫羊藿、熟地黄、白蒺藜、何首乌、黄精各15克，肉苁蓉、全当归、鹿角霜各10克。水煎2次分2次服，日1剂。

以上两方可交替使用。

敷贴疗法

药物：蛇床子、菟丝子各10克，淫羊藿15克。

用法：上药共研细末，取6克加食盐少许，用人乳汁或羊乳汁调成糊状，敷于肚脐，外用胶布固定。用热水袋熨之，约30分钟，每晚1次。2天换1次药。可作为本病的辅助疗法。

药浴法

药物：附子9克，肉桂9克，淫羊藿10克，白芷9克，丹皮5克，赤芍6克，透骨草10克，大青盐10克。

用法：加水2000毫升，水煎取汁1000毫升，滤取药液。趁热熏洗下腹部及会阴穴。可作为本病的辅助疗法。

食疗法

1.鱼胶糯米粥：鱼鳔胶30克，糯米50克。先将糯米煮粥至半熟，放入鱼鳔胶，一同煮熟，常搅动，以防粘锅底，每2天服一次，可常服用。

2.猪肾枸杞汤：猪肾1个，配枸杞子、党参、怀山药各15克，杜仲10克。共炖熟，放食盐少许作为引药和调味，服汤吃肉。

生活调理

1.平时多运动锻炼，增强体质，注意保持充足的睡眠，戒烟、戒酒，避免超负荷工作，保持愉悦放松的心态，消除工作和情绪压力，避免内裤过紧、潮湿，适度节制性生活。

2.饮食上多吃些黑豆、黑米、黑芝麻、核桃、黑木耳、动物肉类、鸡蛋、骨髓、黑芝麻、樱桃、桑椹、山药等具有补肾功效的食物。

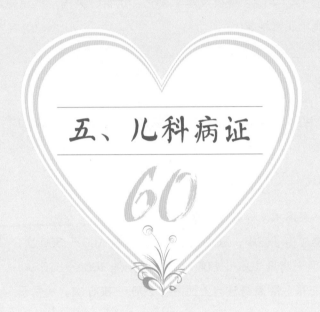

五、儿科病证

60

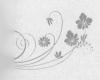
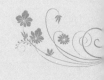

小儿发热

小儿发热是指小儿体温升高超过正常范围高限，是小儿十分常见的症状之一，临床可见于多种疾病。发热是身体的一种保护性反应。对确认发热的孩子，应积极查明原因，针对病因进行治疗。小儿的正常体温可以因性别、年龄、昼夜及季节变化、饮食、哭闹、气温以及衣被的厚薄等因素影响有一定范围的波动，属于正常现象。

拔罐疗法

取穴：大椎、风门、肺俞、身柱。

操作：采用闪罐法，每次闪罐6～10次，或留罐1～3分钟，每日1次。

按摩疗法

取穴：肝经、肺经、天河水、一窝风、膊阳池、脊柱。

操作：患儿取仰卧位或抱于怀中，取患儿左手，清肝经100～300次，清肺经100～300次，清一窝风100～300次，拍膊阳池100～300次，清天河水200～400次，最后顺着脊柱自上而下推200～300次。适用于风寒发热者。

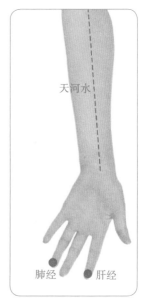

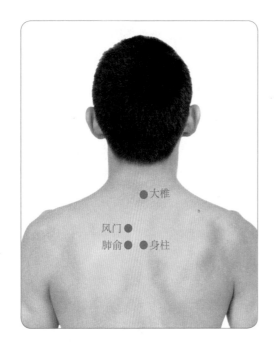

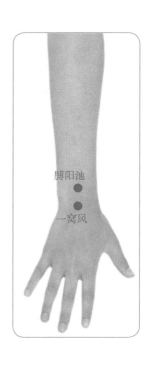

单方验方

1. 荆芥、紫苏叶各10克，生姜15克，红糖20克。每日1剂，水煎分2次温服。适用于风寒感冒、头痛、咽痛。

2. 白菊花、竹叶、淡豆豉各10克，桑叶、薄荷各6克。每日1剂，水煎分2次温服。主治风热感冒、发热头痛。

药浴法

药物：生姜2～3片，葱白2～3段，艾绒5～10克。

用法：加水适量煮沸，倒入盆中，等到水温用手触摸感觉温热时将患儿双脚放入盆中，浸泡15～30分钟，每日2次。适用于感受风寒患者。

食疗法

1. 四豆汤：黄豆20粒，黑豆、绿豆、白饭豆（即眉豆）各15粒。多放水煮烂，取浓汤服用。

2. 冬瓜荷叶汤：取冬瓜250克，荷叶1张。将冬瓜洗净，连皮切块；荷叶切碎，加水煮汤；去掉荷叶，加适量盐饮用。

生活调理

1. 对于发热患儿可用温水擦浴。注意散热，衣着宽大，忌用棉被包裹。注意定时开窗通风，使房间空气对流。如果患儿四肢发凉伴有寒战，则需要注意保暖。

2. 患儿要多饮水，给予流质饮食，如西瓜汁等，以保证机体足够的能量及水分，并注意预防虚脱。

小儿腹泻

　　小儿腹泻是儿科常见的病证，以排便次数增多，粪质稀薄，或成水样，或兼有不消化的食物残渣等为特征。本病一年四季都可发生，常见于夏秋季节，可引起流行。尤以2岁以下的婴幼儿最为常见，年龄越小发病率越高。若长期不愈，脾胃损伤，可导致"疳证"的发生，并影响小儿的正常生长发育。

艾灸疗法

　　取穴：水分、建里。

　　操作：艾条温和灸，每穴5～10分钟，注意保持与患儿皮肤的距离，防止皮肤被烫伤。

拔罐疗法

　　取穴：中脘、天枢、脾俞、大肠俞。

　　操作：采用闪罐法，每日1次，每次闪罐6～10下，或留罐1～3分钟。

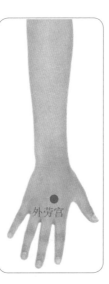

按摩疗法

　　取穴：肝经、脾经、小肠经、外劳宫、七节骨、足三里。

　　操作：患儿仰卧位或抱于怀中，取患儿左手，清肝经100～300次，补脾经300～500次，清小肠100～300次，揉外劳宫100～300次，推上七节骨300次，按揉足三里2分钟。适用于虚寒性腹泻。

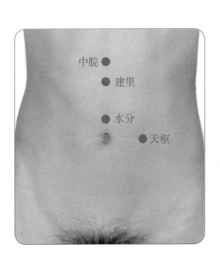

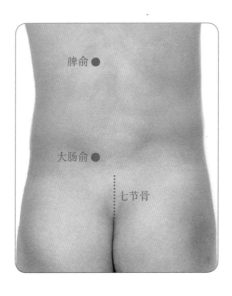

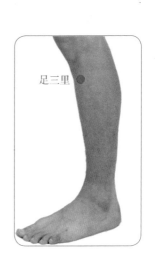

单方验方

1. 藕粉 30 克，加水 120 毫升，煮至剩余 90 毫升。每日 3 次，每次饮用 30 毫升。适用于腹泻脱水者。

2. 砂仁 3 克研成末，猪腰子 1 个洗净切薄片，与砂仁末拌匀，加油、盐调味，放入蒸锅蒸熟后食用。适用于脾虚患者。

敷贴疗法

药物：吴茱萸、苍术各 30 克，丁香 6 克，胡椒 30 粒。

用法：上药用火焙干研成细末，混合均匀装瓶备用。使用时取上药末 2 克，用茶油或热米汤拌匀，敷脐部，外用纱布固定，每日 1 次。适用于腹泻次数较多者，止泻效果较好。

药浴法

药物：白扁豆 100 克，葛根 50 克，车前草 150 克。

用法：加水适量煎煮，去掉药渣后将药液倒入盆中，等到水温用手触摸感觉温热时将患儿双脚放入盆中，浸泡 15 ～ 30 分钟，每日 2 次。作为本病的辅助疗法。

食疗法

1. 胡萝卜泥：将胡萝卜用清水洗净，去皮后切成块，将切成块的胡萝卜置入电饭锅内蒸熟，蒸熟后的胡萝卜做成胡萝卜泥食用。每日 3 次，每次 1 ～ 2 勺。

2. 茯苓大枣粥：取茯苓粉、粳米各 30 克，大枣 15 克，先将大枣去核切碎，放入锅中加水浸泡20 分钟，然后把粳米、茯苓粉一起加入煮成粥，服时加适量白糖，每天 2 次。

生活调理

1. 腹泻患儿要注意节食，但不提倡禁食。混合喂养患儿应避免吃生冷水果及鱼、虾、肉等不易消化的食物。以母乳喂养的患儿，可稍加米粥或蛋黄，同时减少喂食次数。母乳喂养患儿的母亲要注意避免生冷、油腻、肥甘食物。

2. 保持清洁，勤换尿布，便后要用温水清洗臀部，并用护臀膏或金榆清泰舒柔润肤霜或香油涂抹，皮肤破损者可用青霉素药膏涂抹。腹泻次数过多的孩子要注意口服补液或糖盐水。

小儿呕吐

呕吐是小儿常见症状之一，一般来说是因食管、胃或肠道呈逆向蠕动，并伴有腹肌强力痉挛性收缩，迫使食管或胃内容物从口、鼻腔涌出，严重者可出现呼吸暂停的窒息状态。长期呕吐者，可影响营养的吸收，导致小儿营养不良和生长发育障碍。婴儿常因哺乳过急或过多造成乳汁从口吐出，不属于本病的范畴。

艾灸疗法

取穴：中脘、足三里。

操作：艾条温和灸，每穴5～10分钟，注意保持与患儿皮肤的距离，防止皮肤被烫伤。

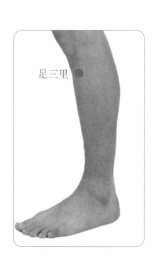

拔罐疗法

取穴：膈俞、脾俞、胃俞。

操作：采用闪罐法，每日1次，每次闪罐6～10下，或留罐1～3分钟。

按摩疗法

取穴：脾经、胃经、内八卦、腹、中脘、足三里。

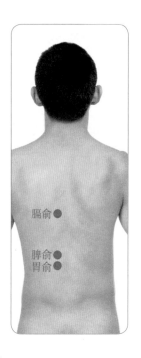

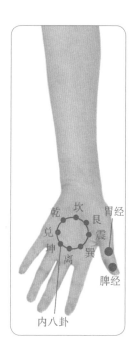

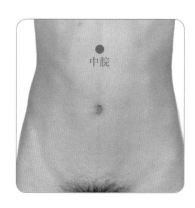

操作：患儿仰卧位或抱于怀中，取患儿左手，平补脾经 100～300 次，清胃经 100～300 次，顺运八卦 100～300 次，顺时针揉中脘 100～300 次，顺时针摩腹 100～300 次，按揉足三里 100～300 次。

单方验方

1. 山药 30 克，半夏 6 克，红糖 24 克。先将山药用温水泡软，置碗中擂成浆状；另取半夏放锅内加水 300 毫升煮取 150 毫升，滤去药渣，取汁趁沸冲入山药浆内搅匀，盖焖片刻，再冲入红糖调化。每日 1 剂，分 1～2 次饮服。疗程不限，以愈为度。适用于胃寒呕吐。

2. 鸡内金、焦山楂、焦神曲、麦芽各 6 克。每日 1 剂，水煎分 3 次温服。适用于伤食呕吐。

食疗法

1. 干姜粥：粳米 10 克加水煮至变稠时，加入干姜末 1～2 克，继续煮并搅拌 3 分钟，每日早晨起床后空腹服。用于病程较长的胃寒呕吐。

2. 西瓜榨汁，每次兑入温水，少量多次服，适用于胃热呕吐。

生活调理

1. 对呕吐患儿应适当控制乳食，呕吐频繁者，必要时应予禁食，待病情缓解后，再酌增饮食量。日常注意饮食，定时定量，不可过饥过饱，食物宜新鲜、清洁，不要过食辛辣、煎烤和油腻的食物。

2. 呕吐时需患儿侧卧，防止呕吐物呛入气管。呕吐较轻的患儿，可进食容易消化的流质或半流质食物，且尽量采用少量多次进食的方法，呕吐较重者，应暂时停止进食。

小儿厌食

小儿厌食是指长期的食欲减退或消失，以食量减少为主要症状，是一种慢性消化功能紊乱综合征，是儿科常见病、多发病，1～6岁小儿多见，且有逐年上升趋势。严重者可导致营养不良、贫血、佝偻病及免疫力低下，出现反复呼吸道感染，对儿童生长发育、营养状态和智力发展也有不同程度的影响。

艾灸疗法

取穴：脾俞、足三里。

操作：艾条温和灸，每穴5～10分钟，注意保持与患儿皮肤的距离，防止皮肤被烫伤。

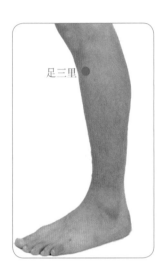

拔罐疗法

取穴：中脘、胃俞、天枢、关元。

操作：采用闪罐法，每日1次，每次闪罐6～10下，或留罐1～3分钟。

按摩疗法

取穴：脾经、胃经、内八卦、腹、中脘、足三里、四横纹。

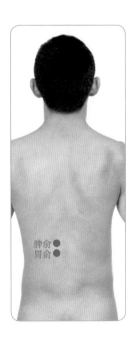

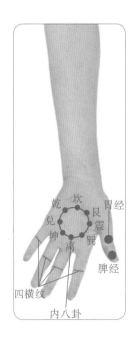

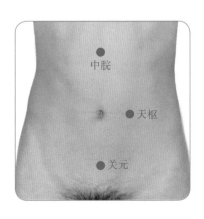

操作：患者取仰卧位，按揉上肢列缺、合谷、尺泽各 2 分钟，按揉下肢足三里、三阴交各 2 分钟。患者取俯卧位，按揉背部膀胱经 3 分钟，点按肺俞、心俞、膈俞各 2 分钟，由上而下推两侧膀胱经 5 遍。

单方验方

1. 银花、连翘、黄芩、黄柏、菊花、板蓝根各 60 克。每日 1 剂，水煎分 2 次温服。适用于热证为主者。

2. 桃仁 12 克，桂枝、茯苓、赤芍、丹皮各 10 克，甘草 6 克。每日 1 剂，水煎分 2 次温服。适用于瘀血为主者。

敷贴疗法

药物：硫黄、大黄各等份。

用法：研为细末，凉水调搽患部。作为本病的辅助疗法。

药浴法

药物：丹参 50 克，白芷、大黄、金银花各 30 克，野菊花、腊梅花、月季花各 20 克。

用法：加水 2000 毫升，水煎取汁 1000 毫升，滤取药液。趁热先熏后洗面部，并沿皱纹方向按摩面部诸穴。作为本病的辅助疗法。

茶疗法

绿豆、薏苡仁各 25 克，山楂 10 克，洗净，加清水 500 克，泡 30 分钟后煮开，煮沸几分钟后即停火，不要揭盖焖 15 分钟，代茶饮。

食疗法

1. 翡翠玫瑰汁：西瓜、黄瓜各 100 克，鲜玫瑰花瓣少许，柠檬汁、蜂蜜适量。将西瓜、黄瓜、玫瑰花与蜂蜜、柠檬汁、水调和榨汁饮用。

2. 莲子、山药、薏米、百合、白扁豆各 10 克，粟米 30 克，红枣 10 枚。将上述食材洗净，煮成粥食用。

生活调理

1. 保持愉快的心情和规律的生活，不吸烟，不喝酒，不喝浓咖啡和浓茶，少食辛辣刺激、高脂食物；多吃蔬菜、水果，保持大便通畅，纠正熬夜等不良生活习惯。

2. 局部护理方面尤其要注意不要挤压皮疹，注意面部清洁，油性皮肤用碱性稍大的香皂，干性皮肤用碱性低些的香皂或洗面乳，有脓疱或囊肿洗脸时不要过于用力，以免使皮损破溃。

斑 秃

斑秃是指头皮部毛发突然发生斑状脱落的病证，又称"油风"。本病病因尚未明确，常在过度紧张或受刺激后发生，可能与神经系统功能紊乱、内分泌障碍和病灶感染等因素有关。检查时，可见呈圆形或椭圆形脱发斑，境界清楚，局部皮肤平滑光亮，无任何炎性改变。

艾灸疗法

取穴：百会、斑秃局部。

操作：艾条回旋灸斑秃局部 15 ～ 20 分钟，大椎穴艾条温和灸 10 ～ 15 分钟，每日 1 次，10 次为 1 个疗程。

拔罐疗法

取穴：中脘、膈俞。

操作：采用闪罐法，至局部皮肤出现瘀血斑为止，然后留罐 3 ～ 5 分钟，隔日 1 次。

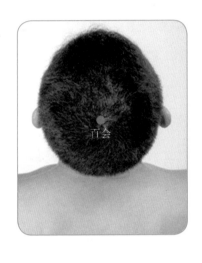

按摩疗法

取穴：病变局部、风池、大椎、肺俞、膈俞。

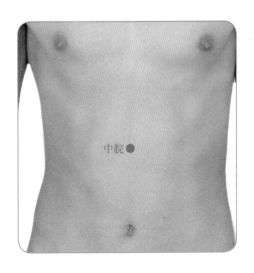

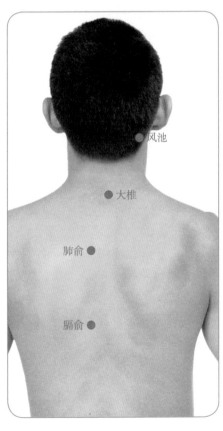

操作：患者取坐位，借助一些生发介质，如生姜汁，在头部病变局部施以按揉法，至局部皮肤潮红为度。患者取俯卧位，按揉背部膀胱经3分钟，点按风池、大椎、肺俞、膈俞各2分钟，以小鱼际横擦腰骶部，以透热为度。

单方验方

1. 当归、白芍各30克，川芎12克，熟地60克，天麻、羌活、木瓜各24克，菟丝子90克。共研细末，炼蜜为丸，每丸9克重，每日早晚各服1丸。适用于血虚证。

2. 何首乌15克，桑椹子、白术、枸杞子、当归、黄芪各10克。每日1剂，水煎分2次温服。适用于气阴两虚证。

敷贴疗法

1. 鲜侧柏叶、丹参、桂枝、生姜、葱、生半夏、蛇床子、明矾等量，放入60%的酒精中浸泡。用药酒外涂患处。

2. 生姜切片，搓擦脱发处皮肤，每日1～2次，每次4～5分钟，使头皮发热，连续使用至新发长出为止。

以上两方交替使用，每方外涂7天。

药浴法

药物：防风、荆芥、蔓荆子、艾叶、菊花各10克，薄荷、藿香、甘松各6克。

用法：水煎趁热洗患处。

食疗法

1. 栗子桂圆粥：栗子10个（去壳用肉），桂圆肉15克，米50克，白糖。将栗子切成小碎块，与米同煮如常法做粥，将成放入桂圆肉，食时加入白糖少许。可作早餐食之，或不拘时食用。

2. 何首乌30克，大米50克，冰糖适量。将何首乌放入砂锅中煎取浓汁后去药渣，然后放入大米和冰糖，将米煮成粥即成。

生活调理

1. 养成规律生活作息习惯，在日常生活中尽量保持情绪的稳定，忌焦躁、忧虑，同时应保证充足的睡眠，忌疲劳过度。

2. 斑秃患者头皮最忌碱强性洗发剂，饮食宜清淡，多食水果蔬菜，戒烟、限酒。

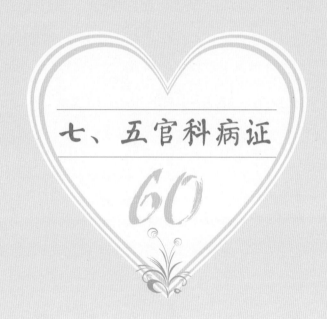

七、五官科病证

60

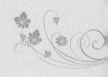

青光眼

青光眼是眼内压间断或持续升高的一种眼病。青光眼患者轻者可无自觉症状，或仅有一过性视物不清、头痛眼胀，休息后可以缓解，常因情志刺激、视力疲劳而诱发，可有虹视。重症患者可出现剧烈头痛，眼痛，视力急骤下降，伴恶心呕吐等。如长期不愈，可以导致失明。

艾灸疗法

取穴：四白、阳白、光明。

操作：艾条温和灸，每穴灸 10 ～ 15 分钟，隔日 1 次，10 次为 1 个疗程。

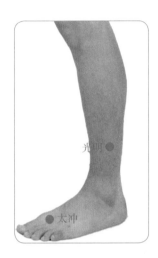

拔罐疗法

取穴：太阳、印堂、心俞、肝俞。

操作：采用留罐法，留罐 10 ～ 15 分钟，隔日 1 次，10 次为 1 个疗程。

按摩疗法

取穴：丝竹空、鱼腰、攒竹、睛明、四白、承泣、风池、光明、太溪、太冲。

操作：患者取仰卧位，依次点按丝竹空、鱼腰、攒竹、睛明、四白、承泣，最后回到丝竹空为

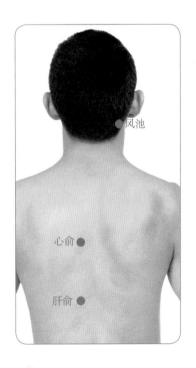

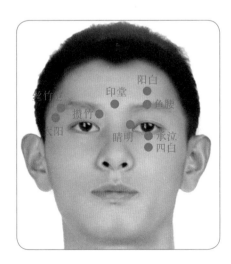

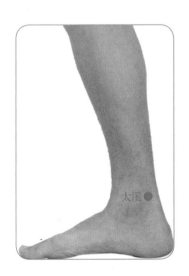

一圈，连续 10 圈；按揉光明、太溪、太冲穴各 3 分钟。患者取俯卧位，点按风池 2 分钟。

单方验方

1. 沙参、枸杞子各 15 克，牛膝、决明子各 9 克，蜂蜜适量。将前四味煎水，冲入蜂蜜，每日 1 剂，分 2 次温服。适用于本病虚证者。

2. 车前草 9 克，细辛 1.5 克，红枣 7 枚，羚羊角粉 0.5 克。将前 3 味煎水，冲入羚羊角粉，每日 1 剂。适用于本病见热证者。

茶疗法

决明子茶：取适量决明子炒香，纱布袋装好。沸水冲泡代茶饮。本方可改善眼的症状。

食疗法

1. 生地 15 克，青葙子 9 克，陈皮 6 克，粳米 60 克，前三味加水煎取汁，加入粳米煮粥食用。

2. 核桃仁 35 克，枣仁 20 克，黑芝麻 30 克。文火炒至金黄，碾碎。每日 1 次，每次 1 汤匙，开水调服。

生活调理

1. 保持心情舒畅，避免情绪过度波动和长期不良精神刺激，注意用眼卫生，保护用眼，不要在强光下阅读，暗室停留时间不能过长，光线必须充足柔和，不要过度用眼。

2. 生活规律，劳逸结合，适度体育锻炼，不要参加剧烈运动，保持睡眠质量，饮食清淡营养丰富，禁烟酒、浓茶、咖啡，适当控制进水量，每天不能超过 1200 毫升，一次性饮水不得超过 400 毫升。

白内障

由先天或后天因素引起晶体的混浊，并使视力下降 0.7 以下者称为白内障。早期症状有视物模糊，眼前有固定不动的暗影，出现近视，单眼复视，或有室外阳光下视力差，室内相对暗处好。

艾灸疗法

取穴：臂臑、光明。

操作：艾条温和灸，每穴灸 10 ～ 15 分钟，每日 1 次,10 次为 1 个疗程。

拔罐疗法

取穴：太阳、大椎、肺俞、肝俞、肾俞。

操作：采用留罐法，每次留罐 3 ～ 5 分钟，隔日 1 次,10 次为 1 个疗程。

按摩疗法

取穴：印堂、鱼腰、阳白、丝竹空、太阳、承泣、四白、太溪、太冲、风池。

操作：患者取仰卧位，自印堂向丝竹空分抹 10 次，依次点按印堂、鱼腰、阳白、丝竹空、太阳、承泣、四白各 2 分钟，按揉太溪、太冲各 3 分钟。患者取俯卧位，点按风池 2 分钟。

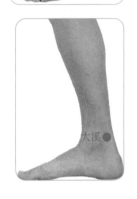

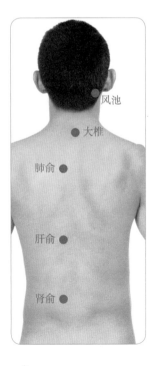

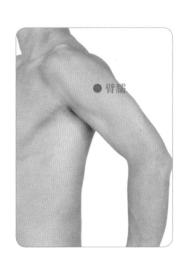

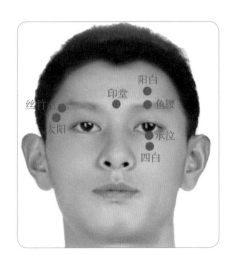

单方验方

1. 制首乌、制黄精、熟地各 15 克，菟丝子、磁朱丸各 12 克，枳壳、神曲各 9 克。每日 1 剂，水煎分 2 次温服。适用于肝肾亏虚者。

2. 谷精草 18 克，干地黄、夜明砂、女贞子、决明子、沙苑蒺藜各 15 克，酒白芍、刺蒺藜、枸杞各 12 克，密蒙花、菊花各 9 克，炙甘草 3 克。每日 1 剂，水煎分 2 次温服。适用于阴虚火旺者。

热敷法

药物：桑叶 30 克。

用法：桑叶煎煮，沸后 3 分钟滤渣取汁，以无菌纱布用药水湿热敷，水温保持在 50℃～70℃，每次 15 分钟，每日 2 次，连续热敷几日。本法可改善眼部火热的症状。

食疗法

1. 参枣斑鸠汤：斑鸠 1 只，党参 24 克，枸杞子 12 克，红枣 6 枚。斑鸠去毛，剖开去内脏，取肉切块；党参、红枣（去核）、枸杞子洗净，与斑鸠肉一起放入锅内，加清水适量，武火煮沸后，文火煲 2 小时，调味食用。

2. 黄鳝（鲜）90 克，黑豆 90 克，制首乌 9 克，生姜、红枣适量。先将黑豆用水浸泡胀大；黄鳝去肠杂（不必切块），洗净；首乌、生姜、红枣洗净；把全部用料放入锅内，加清水适量，武火煮沸后，文火煮 3 小时，调味即可。

生活调理

1. 平时不用手揉眼，不用不洁手帕、毛巾擦眼、洗眼，长时间用眼后应适当休息，举目远眺，或做眼保健操，保证充足的睡眠。

2. 控制好血糖，戒烟戒酒。多食鱼类，饮食物宜含丰富的蛋白质、钙、微量元素等，多食含维生素 A、B、C、D 的食物。保持情绪舒畅，避免发怒，培养养花、养鸟、养鱼的兴趣。

近 视

　　近视是指眼睛在无调节状态下，远距离物体不能清晰地在视网膜上成像的一种眼科疾病。多发生在青少年时期，与遗传因素有一定影响，但其发生和发展，与灯光照明不足、阅读姿势不当、近距离工作较久导致眼疲劳有密切关系。

艾灸疗法

　　取穴：阳白、光明。
　　操作：艾条温和灸，每穴灸 10 ～ 15 分钟，每日 1 次，10 次为 1 个疗程。

拔罐疗法

　　取穴：太阳、肺俞、肝俞、肾俞。
　　操作：采用留罐法，留罐 5 ～ 10 分钟，隔日 1 次，10 次为 1 个疗程。

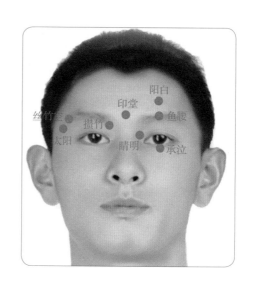

按摩疗法

　　取穴：风池、睛明、攒竹、鱼腰、丝竹空、太阳、承泣、肝俞、脾俞、肾俞、光明。

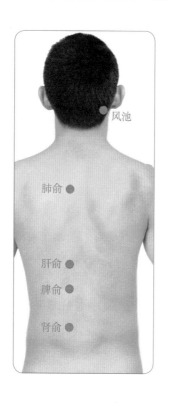

操作：患者首先取俯卧位，拿捏颈、肩部肌肉5分钟，点按风池2分钟，按揉背部膀胱经3分钟；患者取仰卧位，依次点按睛明、攒竹、鱼腰、丝竹空、太阳、承泣各2分钟，双手往返搓动，至双手掌发热后迅速将双手掌放于患者眼上，连续应用6次。

单方验方

1. 菟丝子、熟地、薏苡仁、枸杞、枣皮、覆盆子、茯苓各6克，当归、黄精、首乌各10克，川芎、柏子仁、五味子、菖蒲各6克。每2日1剂，水煎分2次温服。适用于肝肾亏虚明显者。

2. 五味子、石菖蒲、远志肉各6克，车前子、菟丝子、茯苓各9克，枸杞子、石决明各10克，生地黄15克，红参10克，红花2克。每2日1剂，水煎分3次温服。适用于肝肾亏虚兼脾虚者。

食疗法

1. 牡蛎蘑菇紫菜汤：鲜牡蛎肉250克，蘑菇200克，紫菜30克，生姜、麻油、盐、味精适量。先将蘑菇、姜煮沸15分钟，再入牡蛎、紫菜稍煮，调以上述作料，连汤吃下。

2. 核桃枣杞鸡蛋羹：核桃仁（微炒去皮）300克，红枣（去核）250克，枸杞子150克，与鲜猪肝200克同切碎，加少许水，炖半小时。每日取2～3汤匙，打入2个鸡蛋，加糖适量蒸为鸡蛋羹，服食。

生活调理

1. 青少年在日常学习时，每50分钟休息10分钟。保持良好的读写姿势，眼离书本1尺远。纠正不良的读书习惯和姿势，如歪头、斜眼看书写字，或躺着看书，或走路看书，或在震荡、晃动的条件下或黄昏时看书等。

2. 积极参加户外体育活动，坚持做眼保健操，消除眼的疲劳。补充富含蛋白质和维生素A的食物，如瘦肉、蛋、鱼、豆制品、乳类、动物肝脏以及菠菜、芹菜等。

鼻 炎

　　鼻炎是能引起鼻腔黏膜炎性改变的鼻病的总称，以鼻塞、鼻涕增多为最显著的特征。患者鼻塞多呈持续性，并伴有闭塞性鼻音和嗅觉减退，有时引起注意力不持久集中、失眠，还可伴有耳鸣、听力减退、视力下降、头痛头晕、记忆力下降、精神萎靡等症状。

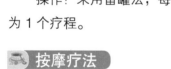 **艾灸疗法**

　　取穴：迎香、大椎、肺俞。

　　操作：艾条温和灸，每穴灸 10 ～ 15 分钟，每日 1 次，10 次为 1 个疗程。

拔罐疗法

　　取穴：神阙、肺俞、脾俞、肾俞。

　　操作：采用留罐法，每次留罐 3 ～ 5 分钟，隔日 1 次，10 次为 1 个疗程。

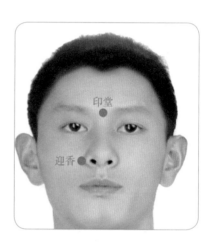

按摩疗法

　　取穴：印堂、迎香、风池、大椎、肺俞、风门、肩井。

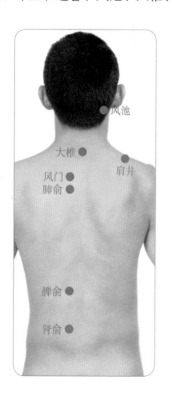

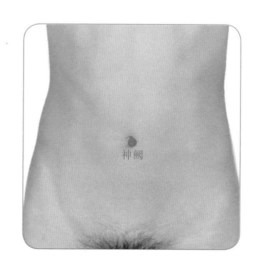

操作：患者取坐位，沿颈椎棘突两侧往返按揉 5 分钟，按揉风池 2 分钟；然后从风池起沿颈椎两侧用拿法治疗 3 分钟，拿双侧肩井穴 10 次，按揉大椎、肺俞、风池各 1 分钟；按揉印堂、迎香各 2 分钟，然后小鱼际擦鼻梁两侧，以局部透热为度。

单方验方

1. 苍耳子 40 个，用小锤破开，放入清洁小铝杯中，加香油 50 毫升，文火煮开后去掉苍耳子，倒入瓶中备用。用时用棉签蘸取少许涂抹鼻腔，每日 2～3 次，2 周为 1 个疗程。本法可明显改善鼻塞、流涕症状，急性发作时应用。

2. 鹅不食草 9 克，微炒，研成细末，每次取少许吹入鼻内，每日 2～3 次。本法可作为辅助疗法。

热敷法

药物：大葱适量。

用法：大葱洗净泥土，剥去老皮。连须切碎，捣烂，炒热。成人可于晚上直接敷在鼻梁（下垫一层纱布），外用胶布固定，次日早晨去掉。连续敷 1 周。

食疗法

1. 丝瓜藤煲猪瘦肉：取近根部的丝瓜藤 3～5 克洗净，猪瘦肉 60 克切块，一同放入锅内煮汤，煮好后加少许盐调味，饮汤吃肉。

2. 苁蓉金樱羊肉粥：肉苁蓉 15 克，金樱子 15 克，精羊肉 100 克，粳米 100 克，细盐少许，葱白 2 根，生姜 3 片。先将肉苁蓉、金樱子水煎去渣取汁，入羊肉、粳米同煮粥，待熟时，入盐、生姜、葱白稍煮即可。

生活调理

1. 积极锻炼身体，增强体质，防止受凉。保持心情舒畅，做好预防保健。避免空调温度过低，冷热转换季节及时增减衣物。少饮冰凉饮料，少食炸、辣、烧烤等食物。

2. 进行游泳等水上运动避免水进入鼻子内。鼻塞时不要强行擤鼻。经常按摩鼻部和迎香穴，坚持冷水洗脸，提高抗敏（冷）能力。对于过敏性鼻炎，尽量避免接触过敏源，如尘埃、花粉、动物皮毛、化学粉末等，少吃生冷、鱼虾等食物。

咽 炎

咽炎可分为急性咽炎和慢性咽炎。临床上以慢性咽炎较多见，主要临床症状有咽部不适，发干、异物感或轻度疼痛，干咳，恶心，严重者有声嘶、咽痛、头痛、头晕、乏力、消化不良、低热等。

艾灸疗法

取穴：天突、太溪。

操作：艾条温和灸，每穴灸 10 ～ 15 分钟，每日 1 次，10 次为 1 个疗程。

拔罐疗法

取穴：大椎、肺俞、肾俞、足三里。

操作：采用留罐法，留罐 3 ～ 5 分钟，隔日治疗 1 次，10 次 1 疗程。

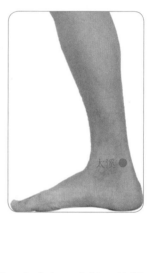

按摩疗法

取穴：天突、膻中、风池、肩井、合谷、鱼际、太冲、太溪。

操作：患者取坐位，按揉天突、膻中各 2 分钟，点按合谷、鱼际、太溪、太冲各 2 分钟，按揉风池 2 分钟，捏拿肩井 10 次。

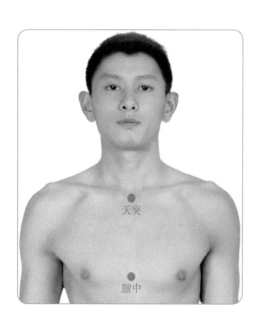

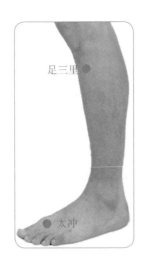
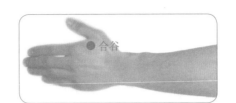
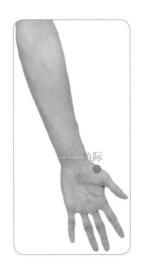

单方验方

1. 熟地 20 克，牛蒡子、当归、陈皮、甘草各 10 克，皂角刺、法半夏各 12 克，瓜蒌、茯苓、桔梗各 15 克。每日 1 剂，水煎分 3 次温服。适用于慢性咽炎。

2. 柴胡、黄芩、牛蒡子、僵蚕、桔梗各 10 克，玄参 12 克，板蓝根、浙贝母各 15 克，薄荷、蝉蜕各 6 克，甘草 6 克。每日 1 剂，水煎分 2 次温服。适用于急性咽炎。

药熏法

药物：玄参 20 克，大青叶、金银花各 15 克，牛蒡子 10 克，桔梗、甘草各 6 克，薄荷 9 克。

用法：加水 2000 毫升，水煎取汁 1000 毫升，滤取药液。装入壶中，用时患者张口对准壶嘴熏之，每日数次。急、慢性咽炎均可应用。

食疗法

1. 梅带汤：腌酸梅 3 枚，海带 10 克，冰糖 30 克，共加水 250 毫升煮成汤，分早、中、晚 3 次饭后服。

2. 藕汁蜜糖露：鲜藕洗净榨汁 100 毫升，加蜂蜜 20 克，调匀服用，每日 1 次，连服数日。

茶疗法

桑叶、菊花、杏仁各 10 克，冰糖适量。将杏仁捣碎后，与桑叶、菊花、冰糖一同放入保温瓶中，沸水冲泡后加盖，15 分钟后，即可当茶水饮用，边饮边加开水，每天 1 剂。

生活调理

1. 消除各种致病因素，戒除烟酒，同时改善工作环境，积极治疗鼻及鼻咽部慢性炎性病灶。养成良好的生活习惯，保持良好的心情、充足的睡眠，积极锻炼身体，增强体质，预防急性上呼吸道感染。

2. 避免接触粉尘、有害气体、刺激性食物等对咽黏膜不利的刺激因素。饮食宜清淡，多食新鲜蔬菜水果，忌食辛辣油炸之品、炒货、烟酒等。日常可用盐水漱口，保持口腔卫生。

牙 痛

牙痛是口腔科疾病最常见的症状之一。引起牙痛的常见疾病有龋齿、急性牙髓炎、慢性牙髓炎、牙周炎、牙龈炎等。疼痛是牙痛的主要表现，多为剧烈的难以忍受的疼痛，有自发性疼痛、阵发性加剧、呈间歇性发作等特点。

艾灸疗法

取穴：翳风、合谷。

操作：艾条温和灸，每穴灸 10 ～ 15 分钟，每日 1 次，5 次为 1 个疗程。

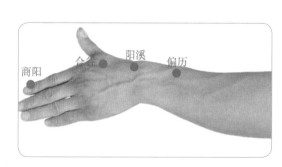

拔罐疗法

取穴：患侧颊车、下关、商阳、合谷。

操作：涂风油精后采用留罐法，留罐 10 ～ 15 分钟，点刺商阳、合谷出血，每日治疗 1 次，6 次 1 疗程。

按摩疗法

取穴：下关、颊车、地仓、偏历、合谷、阳溪、内庭、太溪。

操作：患者取仰卧位，按揉下关、颊车、地仓各 1 分钟，掐按偏历、合谷、阳溪各 1 分钟，点按内庭、太溪各 1 分钟。

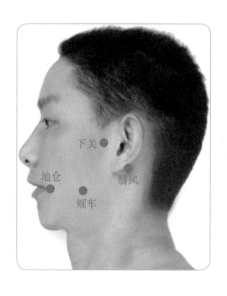
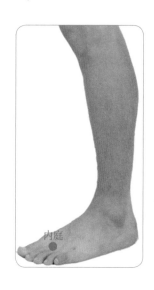
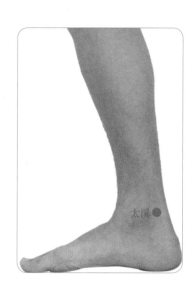

单方验方

1. 五倍子、川椒各 60 克，雄黄 6 克，共研细末，用纱布包成黄豆粒大小，酒泡装瓶备用，痛时取 1 粒置痛牙之上咬 10 分钟即可。牙痛剧烈时应用。

2. 取陈醋 120 克，花椒 30 克，熬 10 分钟，待温度合适后含在口中 3～5 分钟吐出（切勿吞下），可止牙痛。

热敷法

药物：臭梧桐子适量。

用法：上药捣烂，和面粉、胡椒末共煎饼，热敷于牙痛的部位。可止痛。

药浴法

药物：地骨皮、生石膏各 60 克，丹皮 10 克，菊花 30 克，防风 15 克。

用法：加水 2000 毫升，水煎取汁 1000 毫升，滤取药液，浸泡双足。每次 40 分钟，每日 3 次。作为本病的辅助疗法。

食疗法

1. 皮蛋腐竹咸瘦肉粥：皮蛋 2 个，水发腐竹 60 克，咸猪瘦肉 100 克，大米（或小米）适量煲粥，连吃 2～3 天。适宜虚火龋齿疼痛者食用。

2. 牛膝生地黑豆粥：牛膝 12 克，生地黄、熟地黄各 15 克，黑豆 60 克，粳米 100 克。将各物分别用水洗净，地黄切碎，加适量清水煮成粥，去牛膝、地黄的药渣，用少许盐调味随意食用。适宜体虚正气弱的老年患者食用。

生活调理

1. 日常注意保持口腔卫生，早晚坚持刷牙，饭后漱口，发现蛀牙，及时治疗。

2. 合理饮食，不要偏食，少食辛辣，睡前不宜吃糖、饼干等淀粉之类的食物。宜多吃清胃火及清肝火的食物，如南瓜、西瓜、荸荠、芹菜、萝卜等。忌吃过硬、过酸、过冷、过热的食物。忌酒及热性动火食品。

耳聋、耳鸣

耳鸣以经常的或间歇性的自觉耳内鸣响，如蝉鸣如潮涌，妨碍听觉为主症；耳聋以不同程度的听觉减退，甚至消失为主症，程度较轻者称为重听。二者既可单独出现，亦可先后发生或同时并见。

艾灸疗法

取穴：听宫、听会、翳风。

操作：艾条温和灸，每穴灸 5 ～ 10 分钟，每日 1 次，10 次为 1 个疗程。

拔罐疗法

取穴：太阳、大椎、身柱、肝俞、肾俞。

操作：采用留罐法，留罐 3 ～ 5 分钟，隔日治疗 1 次，10 次 1 疗程。

按摩疗法

取穴：耳门、听宫、听会、翳风、外关、液门、太溪、太冲。

操作：患者取坐位，揉搓耳郭及耳后颈部 10 次，再按揉耳门、听宫、听会、翳风各 2 分钟，然

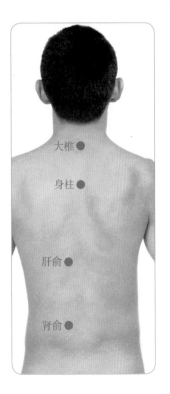

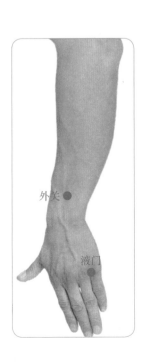

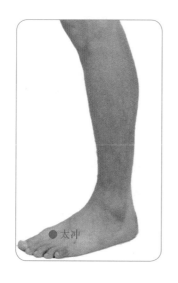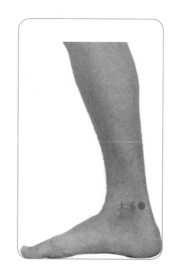

后捏住耳郭做牵引法10次，然后用中指插入耳内做快速的震颤法；同时，病者自己用手捏住鼻子向外鼓气，可反复做2～3次。点按外关、液门、太溪、太冲各2分钟。

单方验方

1. 灵磁石、生地黄各30克，山药、山茱萸各12克，玄参、五味子、泽泻、丹皮、茯苓各10克，龙胆草6克。每日1剂，水煎分2次温服。适用于阴虚火旺者。

2. 熟地、磁石、丹参各30克，黄芪20克，骨碎补15克，淫羊藿、川芎、当归、泽泻、石菖蒲各10克，水蛭4克。每日1剂，水煎分2次温服。适用于肾虚明显者。

食疗法

1. 木耳瘦肉汤：猪瘦肉100克，黑木耳30克，生姜3片，加入水要适量，用文火炖煮半个小时。补肾纳气，补而不滞。还有降低血黏度的作用，对耳聋并伴有高血脂的患者更为适用。可以经常服用。

2. 紫菜萝卜汤：胡萝卜两根，紫菜10克，花生油2汤勺。先放入花生油烧热，放入切成片的胡萝卜，炒制，加入水适量，用火炖煮10分钟，出汤前放入紫菜，可以加入适量的盐、鸡精。

生活调理

1. 耳部疾病引起的耳鸣要积极治疗原发疾病，有全身病者要同时进行治疗，避免使用耳毒性的药物，出现中毒现象应立即停药，并用维生素和扩张血管的药物。

2. 注意休息、保证足够睡眠，避免劳累、熬夜、过度疲劳，保持心情舒畅，避免情绪紧张、焦虑、忧郁。避免在噪声环境下长时间逗留或过多地接触噪声，戒烟戒酒，生活作息有规律。

口腔溃疡

口腔溃疡俗称"口疮"，是一种常见的发生于口腔黏膜的溃疡性、损伤性疾病，多见于唇内侧、舌头、舌腹、颊黏膜、前庭沟、软腭等部位。口腔溃疡发作时疼痛剧烈，局部灼痛明显，严重者还会影响饮食、说话，可伴发口臭、慢性咽炎、便秘、头痛、头晕、恶心、乏力、烦躁、发热、淋巴结肿大等全身症状。

艾灸疗法

取穴：中脘、神阙、足三里。

操作：艾条温和灸，每穴灸 10 ～ 15 分钟，每日 1 次,5 次为 1 个疗程。

拔罐疗法

取穴：大椎、心俞、商阳、少冲。

操作：采用刺络拔罐法，局部常规消毒后，点刺出血拔罐，留罐3 ～ 5 分钟。同时用采血针点刺商阳、少冲各5下，放血少许。3 ～ 5 日1次，5 次为 1 个疗程。

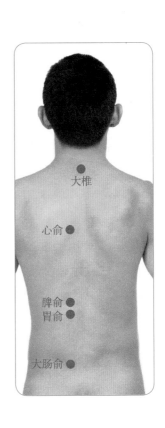

按摩疗法

取穴：中脘、天枢、关元、脾俞、胃俞、大肠俞、足三里。

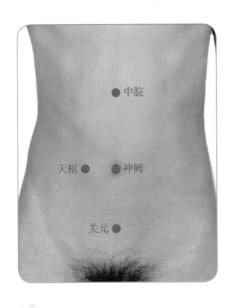

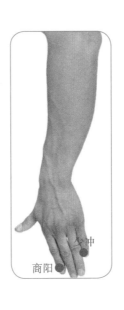

操作：患者取仰卧位，摩腹3分钟，按揉中脘、气海、天枢各3分钟，按揉足三里3分钟。患者取俯卧位，从脾俞至大肠俞上下往返按揉5遍，重点点按脾俞、胃俞、大肠俞各1分钟，再擦背部膀胱经，以透热为度。

单方验方

1. 黄连5克，黄芩、黄柏、栀子各10克。每日1剂，水煎分2次温服。体内火旺、有热者使用。

2. 大青叶12克，淡竹叶9克，生石膏（先煎）15克。每日1剂，水煎分2次温服。体内有热者使用。

敷贴疗法

药物：吴茱萸、醋各适量。

用法：将药物研细，调成糊状，敷贴于两脚心涌泉穴，包扎以防脱落，2～3日换药1次。引火下行，改善口腔症状，也是治本之法，适用于阴虚火旺者。

食疗法

1. 莲子栀子汤：莲子30克（不去莲心），栀子15克（用纱布包裹），冰糖适量，加水煎煮成汤，服用。

2. 山楂山药鲤鱼汤：鲤鱼1条（约300克），山楂30克，淮山药30克。鲤鱼洗净切块，起油锅，用姜片炝锅，把山楂、怀山药、鲤鱼一起放入锅内，加适量清水，武火煮沸，文火煮1～2小时，调味即成。

生活调理

1. 注意口腔卫生，养成早晚刷牙、饭后漱口的好习惯。避免精神紧张及过度劳累，保证充足睡眠，以减少口腔溃疡发生的机会。饮食上应少吃辛辣刺激性食品，戒烟酒，以清淡为主，多食新鲜蔬菜和水果，多饮水，保持大便通畅。

2. 在辨证分型服用中药同时，还需结合外治，因为整体治疗加局部治疗可提高疗效。局部用药以散剂为好，如双料喉风散、锡类散、珠黄吹口散等，直接吹撒患处，既可减轻疼痛，缓解症状，又可促使口腔溃疡面早日愈合。

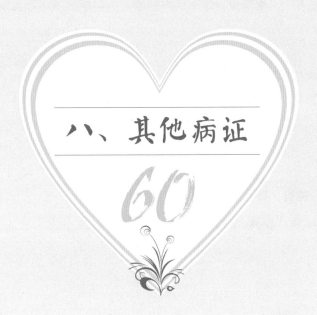

八、其他病证

60

戒烟综合征

常吸烟的人突然戒烟会出现烦躁不安、头昏头痛、失眠焦虑、咳嗽多汗、心率下降、食欲或体重增加等一系列的不适感。这在医学上称尼古丁戒断综合征，俗称戒烟综合征。戒烟综合征的发生是由于戒烟期间摄入的尼古丁迅速减少，达不到大脑原来所习惯的水平而出现的一系列症状。

艾灸疗法

取穴：戒烟穴（又称为甜美穴）、足三里、太溪。

操作：艾条温和灸，每穴灸 10 ～ 15 分钟，每日 1 次，10 次为 1 个疗程。

拔罐疗法

取穴：心俞、肝俞、脾俞、肾俞、足三里。

操作：采用留罐法，每次留罐 3 ～ 5 分钟，隔日 1 次，10 次为 1 个疗程。

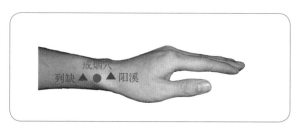

按摩疗法

取穴：戒烟穴、中脘、天枢、关元、足三里、太冲、太溪。

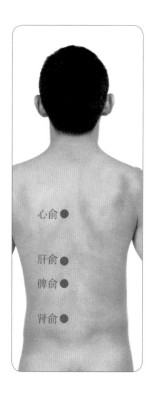

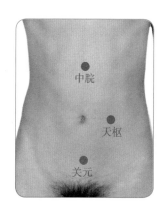

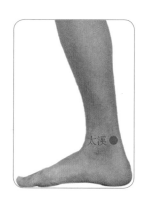

操作：患者取仰卧位，按揉中脘、天枢、关元各2分钟，按揉足三里、太冲、太溪各2分钟，点按戒烟穴2分钟。患者取俯卧位，拿风池1分钟，拿肩井6次，按揉背部膀胱经5遍，自上而下擦背部膀胱经，以透热为度。

单方验方

1. 鱼腥草30克，地龙、远志各15克，藿香、薄荷、甘草各10克，人参5克。每日1剂，水煎分2次温服。适用于戒烟后出现烦躁、失眠兼有热象者。

2. 紫菀、款冬花各15克，补骨脂、清半夏、枇杷叶、前胡、茯苓、橘红、桔梗各12克，川贝、射干10克，干姜9克，肉桂6克，细辛3克。每日1剂，水煎分2次温服。适用于戒烟后有干咳症状者。

敷贴疗法

药物：丁香、肉桂、干姜各等份。

用法：上药研成细末，调成糊状，敷在戒烟穴上，外以纱布覆盖，胶布固定。每日1次，5次为1个疗程。戒烟后出现脾胃症状者使用。

茶疗法

取南瓜藤250克，洗净切碎，捣烂取汁，加红糖适量，开水冲后代茶饮。

食疗法

1. 藿香60克，薄荷、甘草各30克，研末，调入葡萄糖粉20克，白砂糖15克，混匀备用，想吸烟时食用15克。

2. 藿香60克，鱼腥草50克，地龙、远志各45克，薄荷、甘草各30克，白人参15克，水适量。入锅内煮3次，每次20分钟，然后用小火熬，当原液呈现浓稠状态时，加入白砂糖200克，口服葡萄糖粉50克，熬至成丝状不黏手时，停火，趁热倒入涂有食用油的盘中，稍冷将糖分割成若干小块，适量含服。

生活调理

1. 加强戒烟意识，戒烟者要亲身感受到吸烟的危害，自觉要求戒烟。扔掉吸烟用具，诸如打火机、烟灰缸、香烟，减少吸烟者的条件反射。争取得到朋友和同事的理解、支持和鼓励，尤其在刚开始戒烟时。

2. 找好替代方法，戒烟者戒烟后往往感觉无事可做，在工作场所或家里放一些口香糖、瓜子、水果之类，使其不至于感到"空虚"。尝试转移生活习惯，如下棋、打牌、爬山、散步等等。

戒酒综合征

戒酒综合征的特点是个体对酒精形成躯体依赖性之后，突然停饮或急骤减少饮酒时出现精神障碍或躯体功能紊乱，而再饮则可使症状迅速消失。戒酒综合征的严重程度不一，可从轻度的心烦，失眠，四肢、头面颤抖到中度的幻觉、抽搐，一般于停酒后 6 ～ 18 小时出现。再严重者，出现震颤、谵妄、多语，多于末次饮酒后 48 ～ 96 小时之间出现。

艾灸疗法

取穴：百会、足三里、涌泉。

操作：艾条温和灸，每穴灸 10 ～ 15 分钟，每日 1 次，10 次为 1 个疗程。

拔罐疗法

取穴：中脘、天枢、足三里、肝俞、脾俞。

操作：采用留罐法，每次留罐 3 ～ 5 分钟，隔日 1 次，10 次为 1 个疗程。

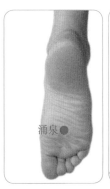
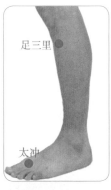

按摩疗法

取穴：百会、印堂、风池、肩井、中脘、天枢、关元、太冲、太溪。

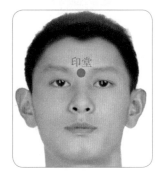

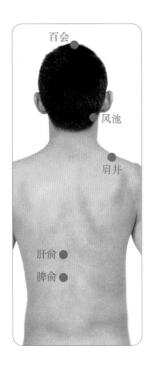

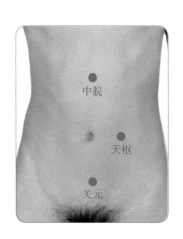

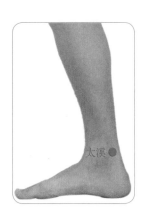

操作：患者取仰卧位，按揉百会、印堂各2分钟，按揉中脘、天枢、关元各2分钟，按揉太冲、太溪各2分钟；患者取俯卧位，拿风池1分钟，拿肩井6次，按揉背部膀胱经5遍，再擦背部膀胱经，以透热为度。

单方验方

1. 葛根30克，党参、茯苓、白术、枳椇子各12克，泽泻、猪苓各10克，白豆蔻、砂仁（后下）各6克。每日1剂，水煎分2次温服。

2. 黄连、栀子、半夏、厚朴各15克，党参、白术、茯苓、苡仁、连翘各20克，菖蒲、郁金、竹沥、豆豉各12克，鲜荷叶、藿香叶、佩兰叶各10克，淡竹叶、甘草各6克。每日1剂，水煎分2次温服。

以上两方交替使用，每方10剂。

食疗法

1. 绿豆、红小豆、黑豆各50克，甘草15克，冰糖适量，加入适量的清水，煮烂，豆、汤一起服下。

2. 白菜心1个，将白菜心洗净切丝，加入食醋、白糖拌匀，腌制10分钟后食用。

生活调理

1. 做好生活护理，有恶心、厌食等症状时，饮食应清淡、易消化，多吃富含B族维生素的食物，如燕麦、全麦面包、动物内脏、瘦肉、花生、大多数种类的蔬菜、麦麸、牛奶等。

2. 加强运动锻炼，增强体质，开拓自己的兴趣范围，放松心情，避免紧张焦虑，改善并提高生活质量。

慢性疲劳综合征

慢性疲劳综合征是一组以持续或反复发作的疲劳为突出表现，伴有多种神经、精神症状，但无器质性及精神性疾病的症候群。症状包括广泛的头痛、肌肉痛、关节痛、发热、咽喉痛、颈部或腋窝淋巴结疼痛，肌肉无力，轻度劳动后持续2～4小时以上的倦怠感，精神神经症状，睡眠障碍，突然发生的疲劳等。

艾灸疗法

取穴：关元、三阴交、太溪。

操作：艾条温和灸，每穴灸10～15分钟，每日1次，10次为1个疗程。

拔罐疗法

取穴：中脘、肝俞、脾俞、肾俞。

操作：采用留罐法，每次留罐3～5分钟，隔日1次，10次为1个疗程。

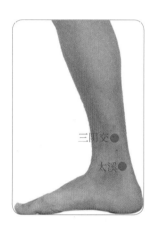
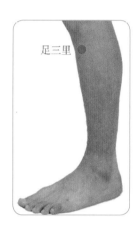

按摩疗法

取穴：肓俞、气海、关元、足三里、三阴交、太溪。

操作：患者取仰卧位，按揉腹部肓俞、气海、关元各2分钟，点按足三里、三阴交、太溪各2

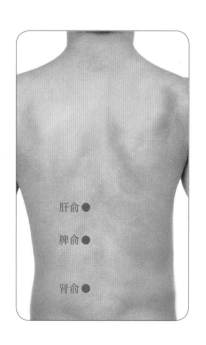
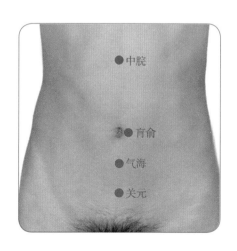

分钟。患者取俯卧位，按揉背部膀胱经 3 分钟，点按背部夹脊穴 3 分钟，横擦腰骶部 4 分钟，以透热为度。

单方验方

1. 党参、黄芪各 20 克，薏苡仁 30 克，白术、当归、山药、茯苓、莲子各 10 克，陈皮、柴胡、木香、砂仁各 6 克，炙甘草 3 克，升麻 4 克。每日 1 剂，水煎分 3 次温服。适用于脾胃症状明显者。

2. 熟地、山药、茯苓各 15 克，山茱萸、丹皮、枸杞子、菟丝子、牛膝、知母、黄柏各 10 克，泽泻 8 克，炙甘草 3 克。每日 1 剂，水煎分 3 次温服。适用于肾虚症状明显者。

药浴法

药物：当归、白芍、川芎、生地、麦冬、知母、黄连、栀子、炮姜、山茱萸、煅牡蛎各等量。

用法：加水 2000 毫升，水煎取汁 1000 毫升，滤取药液，浴洗。每次 30 分钟，每日 1 次。作为本病的辅助疗法。

食疗法

1. 粳米 100 克，鲜荷叶 1 张。将荷叶洗净，剪去蒂及边缘，再将粳米淘洗干净，加水适量，把荷叶盖在粳米上。开火煮粥，待粳米熟透，揭去荷叶，放入白糖，分次服用。

2. 虫草 6 克，西洋参 10 克，山楂 15 克，乌鸡 1 只，蒜、葱、酒适量。将上述材料同放锅内，加水适量，炖至肉熟，加盐调味。

生活调理

1. 日常生活和工作要勇于承担，根据缓急合理安排，避免过度紧张，放松心情。保证充足的睡眠，适度进行运动锻炼，如慢跑、太极拳、按摩、瑜伽等等。

2. 均衡饮食。日常多用莲子、百合、龙眼肉、红枣、核桃、芝麻、薏米仁等熬粥煲汤。

衰 老

　　衰老，是指机体各器官功能普遍的、逐渐降低的过程，可分为生理性衰老和病理性衰老。人体的生长、发育、衰老与脏腑功能和经络气血的盛衰关系密切。当机体气血不足，经络之气运行不畅，脏腑功能减退，阴阳失去平衡，均会导致和加快衰老，表现为精神不振、健忘、形寒肢冷、纳差少眠、腰膝无力、发脱齿摇、气短乏力，甚则面浮肿等。人不能对抗衰老，但可以延缓衰老，延长寿命，使生命更有价值。

艾灸疗法

　　取穴：神阙、足三里。

　　操作：艾条温和灸，每穴灸10～15分钟，每日1次，10次为1个疗程。

拔罐疗法

　　取穴：关元、脾俞、肾俞、命门。

　　操作：采用留罐法，每次留罐3～5分钟，隔日1次，10次为1个疗程。

按摩疗法

　　取穴：中脘、天枢、气海、阴陵泉、足三里、三阴交、太溪。

　　操作：患者取仰卧位，按揉中脘、天枢、气海各2分钟，点按阴陵泉、足三里、三阴交、太溪

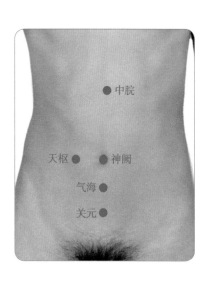

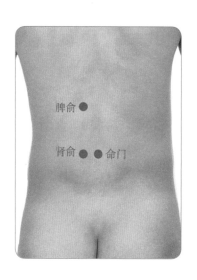

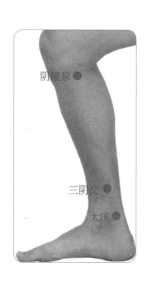

各 2 分钟。患者取俯卧位，按揉腰背部膀胱经 3 分钟，点按夹脊穴 3 分钟，横擦腰骶部 4 分钟，以透热为度。

单方验方

1. 陈皮、当归、白芍、枳壳、党参各 60 克，丹皮、川贝、泽泻、鹿角、甘草各 30 克，白术、茯苓、香附各 120 克，马钱子 15 克。共研成细末，用蜂蜜调和为丸，每丸重约 9 克。每日 3 次，每次 2 丸，用白开水送服。以调整脾胃功能为主，脾胃虚弱者使用。

2. 菟丝子、车前子、覆盆子、枸杞子、五味子各 15 克，熟地 24 克，茯苓、泽泻各 90 克，山茱肉、山药各 120 克。共研细末，用蜂蜜调和为丸，每丸重约 3 克。每日 3 次，每次 1～2 丸，空腹用淡盐水或白开水送服，冬日宜用黄酒送服。以调整肝肾功能为主，供肝肾亏虚者使用。

食疗法

1. 取鲜莲子 30 克，银耳 5 克，料酒、精盐、味精、白糖、鸡汤各适量。将鲜莲子去皮及心，用沸水汆后，用开水泡起。把发好的银耳放碗内，加鸡汤蒸透取出。烧开鸡汤，加入料酒、盐、味精、白糖。将莲子、银耳装在碗内，注入鸡汤即成。

2. 发海参 96 克，西洋参 10 克，猪脊骨 250 克，怀山药 60 克，盐、花生油适量。先将发海参切成小块，与切块的猪脊骨放入大炖盅，放入淮山药、水适量，水开后用文火炖 1 小时，然后放入西洋参和枸杞子、生油和盐再炖 15 分钟即成。

生活调理

1. 养成良好而有规律的生活习惯，做到起居有常、睡眠充足、劳逸结合，调节好情绪，保持心情舒畅。日常坚持进行运动锻炼，培养一种以上兴趣爱好，积极参加一定的体力活动。

2. 注意饮食调理，保证摄入足够的营养成分，多吃些黑豆、黑米、黑芝麻、核桃、黑木耳、栗子、骨髓、樱桃、桑椹、山药等食物，同时还要饮食有规律、按时进餐，不暴饮暴食。